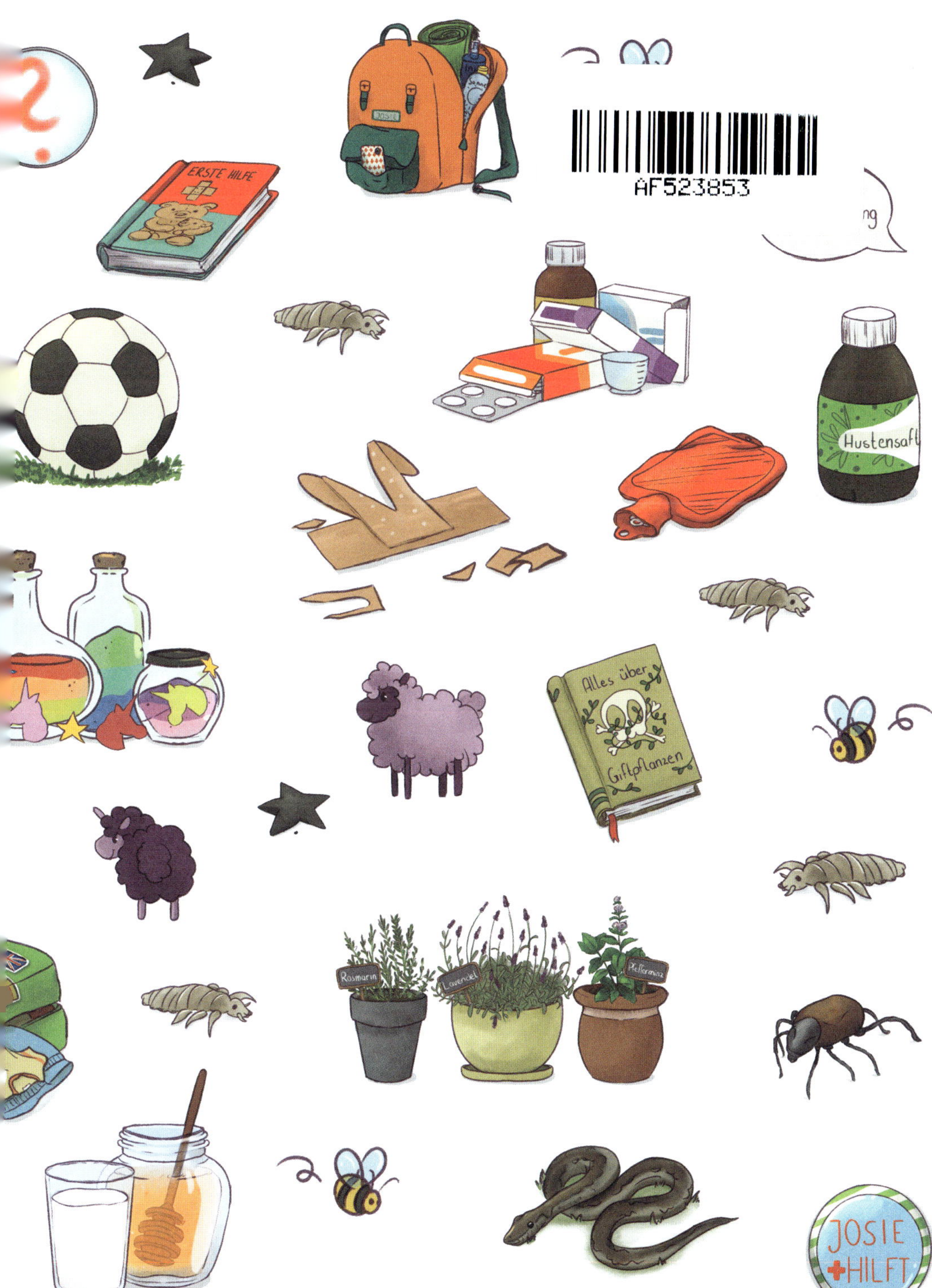
ERSTE HILFE
JOSIE
Hustensaft
Alles über
Giftpflanzen
Rosmarin
Lavendel
Pfefferminz
JOSIE
HILFT

Annette Diekmann-Müller

Josie gibt auf sich acht

Annette Diekmann-Müller

Josie gibt auf sich acht

Geschichten vom Gesundwerden und Gesundbleiben

Mit Illustationen von
Anna Lukossek

DAV
Deutscher
Apotheker Verlag

Zuschriften an
lektorat@dav-medien.de

Anschrift der Autorin
Dr. Annette Diekmann-Müller
Clarissa-Kupferberg-Platz 7
55118 Mainz

Bibliografische Information der Deutschen Nationalbibliothek
Die Deutsche Nationalbibliothek verzeichnet diese Publikation in der Deutschen Nationalbibliografie; detaillierte bibliografische Daten sind im Internet unter http://dnb.d-nb.de abrufbar.

Hinweis
Im Sinne einer besseren Lesbarkeit wird auf die gleichzeitige Verwendung männlicher und weiblicher Sprachformen verzichtet. Alle Formen schließen Personen jeglichen Geschlechts ein.

1. Auflage 2024
ISBN 978-3-7692-8329-7 (Print)
ISBN 978-3-7692-8413-3 (E-Book, PDF)

Maybachstraße 8, 70469 Stuttgart
www.deutscher-apotheker-verlag.de
Printed in Poland

Satz: Satzpunkt Ursula Ewert GmbH, Bayreuth
Illustrationen: Anna Lukossek, Obrigheim
Foto Autorin: Anne-Kathrin Brunier, Mainz
Druck und Bindung: Drukarnia Dimograf, Bielsko-Biała
Umschlagabbildung: Anna Lukossek, Obrigheim
Umschlaggestaltung: deblik, Berlin

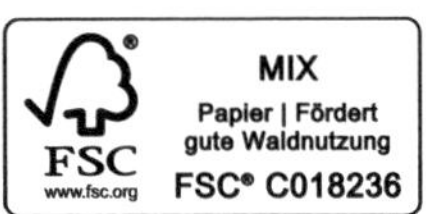

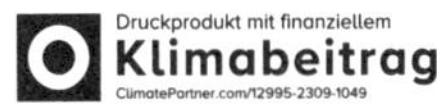

Danksagung

Ich danke vor allem meinen beiden Kindern – dass ich als ihre Mutter Teil ihrer Kindheit und Jugendjahre sein durfte. Wir haben viele Geschichten gemeinsam erlebt und einige finden sich abgewandelt in diesem Buch wieder.

Dann danke ich allen Kollegen in den vielen Apotheken, in denen ich gearbeitet habe und arbeite, die mir mit viel Zuneigung das Arbeiten ermöglich(t)en.

Mein großer Dank gilt der Illustratorin dieses Buchs, Anna Lukossek, die vom ersten Moment an, als ich ihr meinen Text zeigte und sie fragte, ob sie sich vorstellen könne, diesen mit ihren Zeichnungen zu ergänzen, mit Begeisterung dabei war und jene wundervollen Bilder geschaffen hat, welche die Geschichten nun so lebendig machen.

Danke an alle Mitarbeiter des Deutschen Apotheker Verlags, die an der Entstehung des Buchs beteiligt waren – besonders an Dr. Iris Milek, die so spontan positiv auf die Zusendung des Manuskripts reagierte und die Entstehung dieses Buchs ermöglichte. Ganz besonders danken möchte ich Sabine Hackstetter, die mit ganz viel Freude und Liebe zum Detail das Werden dieses Buchs koordiniert hat und die beste

Ansprechpartnerin ist, die man sich denken kann. Danke auch an Maren Mack und Tanja Knappheide, die dazu beitrugen, dass aus dem Text und den Illustrationen ein Buch wurde.

Inhalt

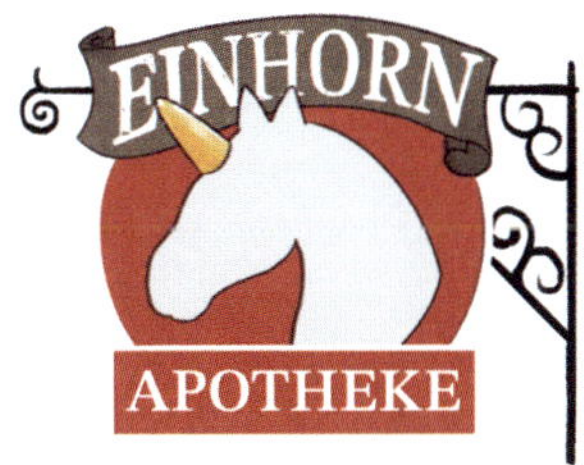

Hey, ich bin Josie

Eigentlich heiße ich Josefine, aber so nennt mich nur Opa. Ich bin acht Jahre alt und gehe in die zweite Klasse. Ich wohne in einer Apotheke, also eigentlich über einer Apotheke, mit meiner Mama, meinem Papa und meinem Bruder Jo. Jo ist schon zehn und geht in die vierte Klasse.

Mama gehört die Apotheke, sie ist Apothekerin. Sie arbeitet den ganzen Tag, jeden Tag die Woche. Nur über Mittag ist die Apotheke geschlossen – und Mittwochnachmittag und abends, und ab Samstagmittag, eigentlich. Manchmal ist nämlich auch Notdienst, dann hat die Apotheke den ganzen Tag auf. Dann muss Mama immer in die Apotheke, wenn jemand klingelt, auch nachts um vier. Sie arbeitet zwar viel, aber wenn ich sie brauche, ist sie immer da. Und das kommt oft vor.

Unser Papa repariert große Computer. Dazu muss er viel reisen. Und wenn ein Kunde ihn anruft und Probleme hat, dann muss er ganz schnell helfen. Das ist dann auch wie Notdienst. Außerdem haben wir unseren Opa, dem die Apotheke früher gehört hat.

Und ich habe drei allerbeste Freundinnen, eigentlich noch viel mehr, aber Julie, Charlie, Fritzi und ich halten immer zusammen. Wir gehen alle in dieselbe Klasse – genau wie Anton, der wohnt nebenan. Und der ist auch wie Familie. Anton hat keine Mutter. Die ist gestorben, als er noch ganz klein war. Er wohnt in einem großen Haus mit Heiner, seinem Papa. Der schreibt Krimis als Beruf und verdient damit ziemlich viel Geld. Und weil er nicht so gut kochen kann, hilft ihm Ivanka im Haushalt. Und Anton hat einen Hund, der Flöckchen heißt. Der ist aber weder weiß noch klein. Kein Mensch weiß, warum der nun ausgerechnet Flöckchen heißt.

Ihr werdet alle noch kennenlernen. Ich will euch erzählen, was wir alles erleben. Wir werden nämlich manchmal krank – und vor allem wieder gesund. Oder wir passen auf, dass wir gesund bleiben. Eigentlich passiert ständig irgendwas. Und weil ich an der Quelle sitze, also über der Apotheke, merk ich mir alles und weiß auch schon ganz gut Bescheid. Ein bisschen weiß ich, wie gesund geht, obwohl ich erst acht bin.

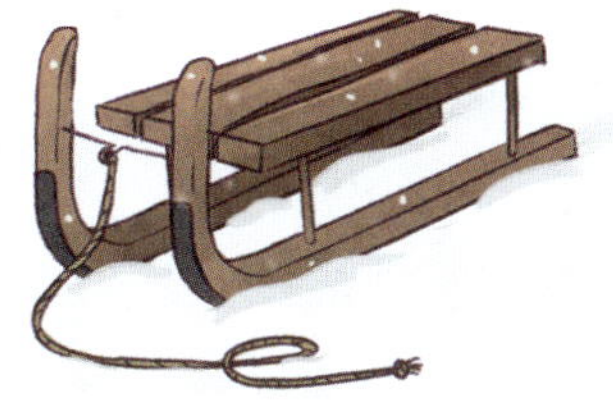

Halsschmerzen und Schnupfen
oder: Man muss auch Opfer bringen

Endlich hatte es geschneit. Wir hatten so sehr darauf gewartet, weil der Wetterbericht es schon mehrere Tage versprochen hatte. Aber immer hatte es nur geregnet. Ich glaubte schon gar nicht mehr daran.

Aber dann wachte ich an einem Sonntag auf. Ich sah aus dem Fenster und entdeckte: eine Schneeüberraschung! Ich rief so laut, dass es wirklich jeder hören konnte: „Es hat geschneiheit! Wir müssen frühstücken! Sofohort!"

Die anderen waren zwar alle nicht so begeistert wie ich, standen aber gleich auf. Dann gab es ein schnelles Frühstück, obwohl wir das sonst sonntags eigentlich richtig genießen. Denn das ist schließlich der einzige Tag, an dem die Apotheke geschlossen ist.

Zuerst rief ich Anton an und dann Julie und Charlie, und fragte sie, ob sie mit zum Schlittenberg kommen wollten. Klar wollten die. Jo kam auch mit. Mama rief uns noch hinterher: „Passt auf, dass euch nicht kalt wird!", aber da waren wir auch schon los.

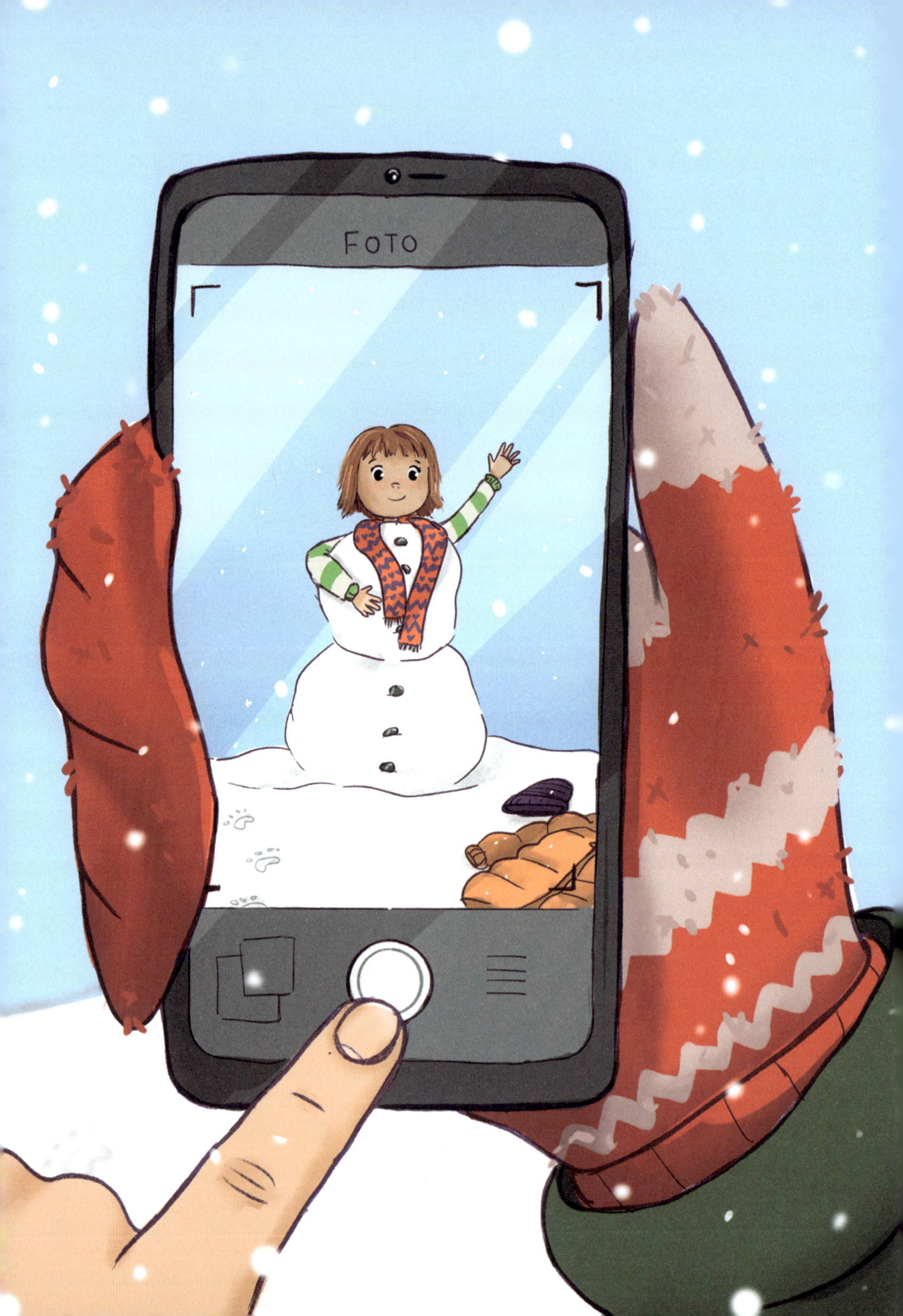
FOTO

Am Schlittenberg trafen wir dann die halbe Schule. Das muss man sich aber auch vorstellen: jede Menge Schnee plus Sonntag! Wir gingen den Berg hinauf – und fuhren wieder runter, mit Schlitten und anderen Rutschuntersetzern. Wir konnten gar nicht genug bekommen. Und statt kalt war mir warm.

Dann begannen wir, einen Schneemann zu bauen. Da hatte Jo die Idee, dass wir nur den Körper bauen und den Kopf weglassen sollten. Und dann könnten wir Handyfotos machen, wenn sich einer hinter den Schneemann stellt. Er hatte nämlich sein Handy mitnehmen dürfen – falls was passiert. Ich zog meinen Schal aus, den wir auf den Schneemannkörper packten. Und dann zog ich meine Mütze und meinen Anorak aus, weil mir so warm war. Als wir den Schneemann fertig gebaut hatten, machte Jo von jedem, der wollte, ein Schneemannfoto.

Irgendwann war es dann aber Zeit, wieder nach Hause zu gehen.

Wir zeigten Mama die lustigen Fotos und Mama bemerkte: „Hat der Schneemann deinen Schal an, Josie? Und wo ist denn deine Mütze? Na, wenn du dich da nicht erkältet hast."

Ich sagte: „Das war doch nur wegen der Fotos, habe ich gleich wieder angezogen."

Am nächsten Nachmittag – ich hatte seit einer Stunde mit den Hausaufgaben begonnen – fing mein Hals an, wehzutun. Erst dachte ich, ich hätte Durst. Aber auch mit etwas zu trinken ging das nicht weg. Als Mama endlich die Apotheke abends abgeschlossen hatte und nach oben kam, erzählte ich ihr gleich von meinen Halsschmerzen.

„Soso", sagte sie, „hättest du doch vielleicht besser …" Und fügte hinzu: „Du kannst dir schon denken, was ich sagen will."

Aber dann holte sie die Lutschbonbons. Sie machte mir einen Salbeitee, mit dem ich gurgeln sollte. Und als ob das noch nicht Strafe genug war, musste ich unbedingt noch einen Halswickel machen. Da macht man ein Baumwolltuch nass, so lauwarmes Wasser, und dann wickelt man einen Wollschal darüber. Das mag ich gar nicht, hilft aber. Mama hat das schon immer so gemacht und Opa auch und da ist Protest zwecklos. Und dann sollte ich später noch mit Halstuch ins Bett.

Am nächsten Morgen waren die Halsschmerzen fast weg, aber dafür lief meine Nase. Als ich beim Frühstück etwas schniefte, sagte Mama: „Soso, jetzt also Schnupfen. Aber wie geht es dir denn? Kannst du in die Schule gehen?"

Nun zog auch Jo die Nase hoch.

„Wie, du auch?", fragte Mama.

„Nee, ich nicht", sagte Jo „Hab nur Spaß gemacht."

Fand aber keiner witzig.

Immerhin ging es mir bis auf das bisschen Schnupfen gut. Mama holte ein Kinderschnupfenspray aus der Apotheke. Wenn ihr jetzt denkt, „so etwas hat man doch in der Hausapotheke": Unser Haus IST eine Apotheke! Mama schaute, ob ich auch warm genug angezogen war und dann konnte ich ganz normal in die Schule gehen.

Vielleicht war es ein klein wenig anstrengender als sonst. Nach der Schule sollte ich dann wieder das Nasenspray nehmen, nachmittags zuhause bleiben, abends wieder das Nasenspray nehmen und dann mit Wärmflasche ins Bett. Dann sollte ich noch warmen Holunderbeeren-Saft trinken – für die Abwehr.

„Man muss eben Opfer bringen, wenn man schnell wieder gesund werden will!“, meinte Mama.

Am nächsten Morgen machte Jo wieder diese Schniefgeräusche und suchte ein Taschentuch. Ich sagte: „Das ist nicht witzig, über Krankheiten macht man sich nicht lustig.“

Aber er hatte wirklich Schnupfen, ich hatte ihn wohl angesteckt. Nach ein paar Tagen waren wir beide wieder gesund. Was blieb, waren die Superschneemannfotos mit dem Schneemann mit meinem Schal. Und immer, wenn ich sie mir ansah, dachte ich: „Man muss halt Opfer bringen, wenn man ein richtiges Sonntagsschneevergnügen haben möchte – aber beim nächsten Mal lasse ich meine Jacke an.“

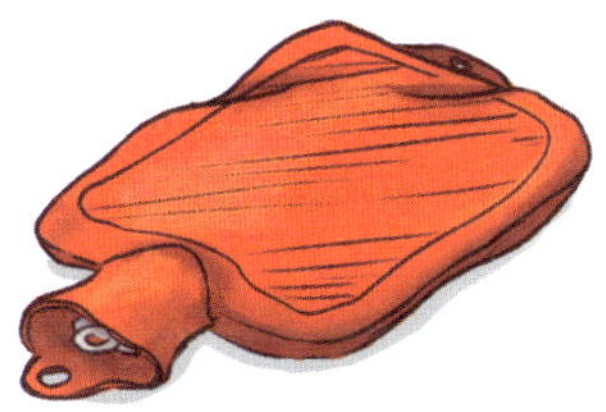

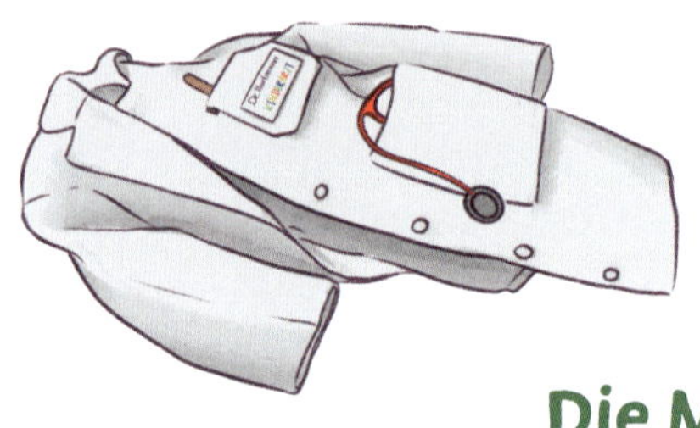

Die Mandelentzündung

oder: Schlimmer wird's … manchmal

Ich dachte schon gar nicht mehr an die Erkältung. Eigentlich ist das Blödsinn. Wenn man nicht mehr daran denkt, dann erzählt man auch nicht davon. Also nochmal von vorne:

Einige Wochen später, wir sitzen beim Abendessen, sagte Jo: „Mama, ich habe ein bisschen Halsweh".

Mama schaute nicht besonders beunruhigt und fragte mich: „Na Josie, was machen wir denn jetzt mit Jo?"

Ich dachte an die Erkältung – jetzt passt es – und wusste sofort: „Lutschbonbons, Gurgeln mit Salbeitee, Halswickel, mit Wärmflasche ins Bett."

Mama lobte mich: „Genau, das ist unser Halswehprogramm, läuft immer gleich ab."

Jo stöhnte ein bisschen, aber es half ja nichts. Und er wollte ja auch schnell die Halsschmerzen wieder loswerden.

Am nächsten Morgen kam ich zum Frühstückstisch, als mir Mama erklärte, dass Jo nicht zur Schule gehen könne: „Er hat Fieber und ganz schreckliche Halsschmerzen. Er kann fast nicht schlucken, weil der Hals so brennt. Ich habe schon mal reingeschaut und gesehen, dass seine Mandeln ganz rot und belegt sind. In die Schule kann er auf keinen Fall und ich denke, dass Doktor Hartmann helfen muss."

Doktor Hartmann ist unser Kinderarzt und auch der von allen meinen Freunden. Er hilft immer und das mit guter Laune. Also wenn Doktor Hartmann befragt werden musste, dann war es ein bisschen ernst.

„Aber Jo hat doch nur Halsschmerzen, wie ich neulich. Und er hat dann doch das ganze Halswehprogramm gemacht. Ich habe aufgepasst, er hat nichts ausgelassen!", sagte ich etwas entrüstet.

Aber Mama meinte: „Halsschmerzen sind eben nur ein Krankheitszeichen, zum Beispiel einer einfachen Erkältung. Aber auch eine Mandelentzündung beginnt mit Halsschmerzen. Das weiß man zunächst nie so genau, da muss man abwarten.

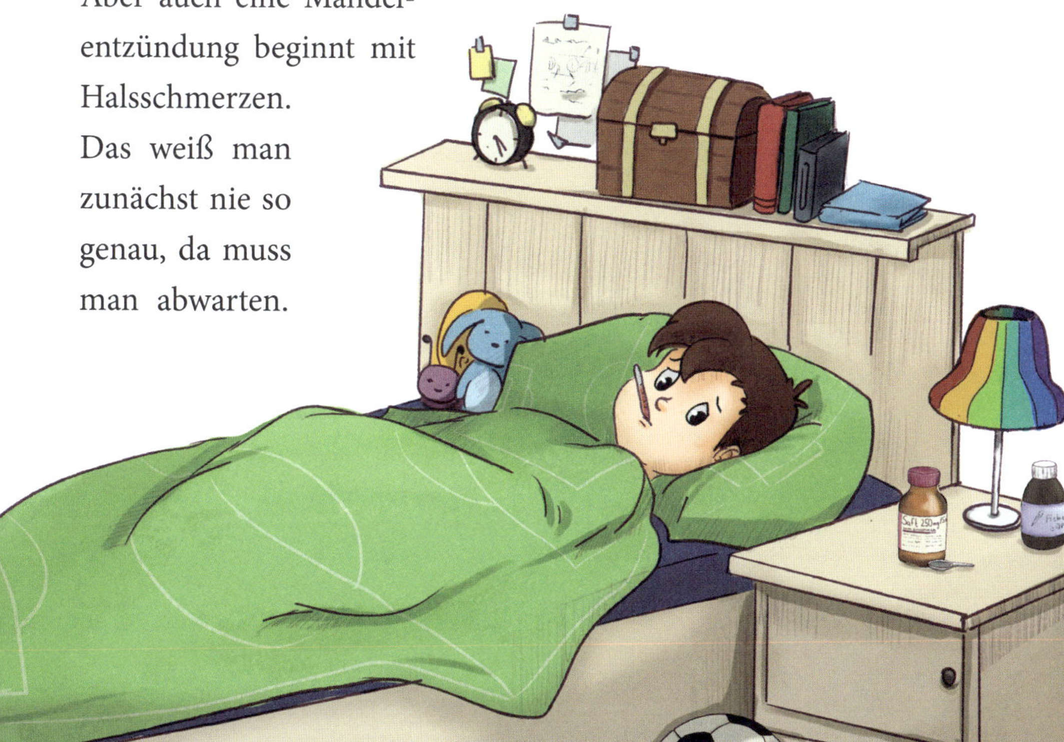

Der Mundraum ist eben die Eintrittspforte für die Krankheitserreger. Aber im Hals beginnt dann auch schon die Abwehr des Körpers.“

Ich wollte mehr wissen: „Aber wenn da doch schon die Abwehr läuft, warum tut es dann weh?“

Mama antwortete: „So schnell geht es eben leider nicht. Da muss im Körper erst ein ganzer Abwehrapparat anlaufen. Den kann man auch unterstützen, zum Beispiel durch Schonen, Wärme und Tee. Und das gelingt dem Körper meistens ganz schnell, aber es kann auch etwas länger dauern. Manchmal muss man mit Medikamenten helfen, gelegentlich auch mit solchen, die der Arzt verschreibt. Ich glaube, wir haben so einen Fall jetzt bei Jo. Wir warten nochmal ab bis heute Nachmittag. Er kann noch Fieber- und Schmerzsaft nehmen, aber ich vermute, dass das nicht ausreicht, um gesund zu werden.“

Der arme Jo war richtig krank, das sah sogar ich ihm an, als ich bei ihm ins Zimmer schaute, bevor ich zur Schule ging.

Abends musste tatsächlich Doktor Hartmann kommen. Er verschrieb nach einer gründlichen Untersuchung ein Antibiotikum. Den Schmerz- und Fiebersaft sollte Jo auch weiter nehmen, bis der Hals nicht mehr so wehtat.

Zunächst konnte er nicht einmal etwas essen, aber nach zwei Tagen waren die Schmerzen fast weg und das Fieber ganz vorbei.

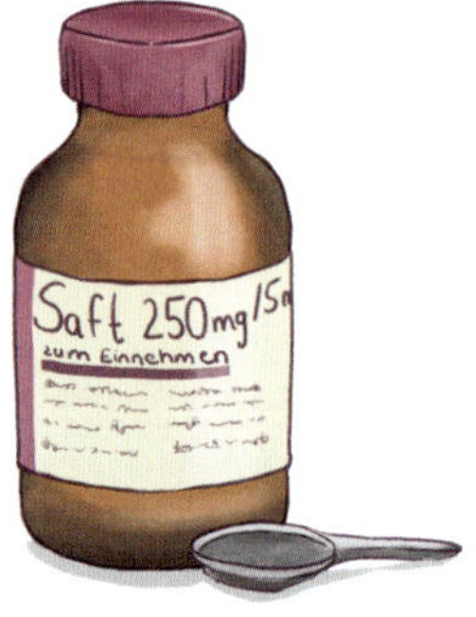

Das Antibiotikum musste er insgesamt zehn Tage nehmen, in die Schule durfte er nach einer Woche wieder. Als Jo hörte, dass Schulsport und Fußball noch eine weitere Woche gestrichen waren, protestierte er gar nicht und sagte: „Solche Halsschmerzen in schlimmer – will ich nimmer!“

Die Hexe ohne Warzen
oder: Die Besprechung

Ich brauchte ein Karnevalskostüm, ein richtig aufregendes. Fritzi würde nämlich Geburtstag feiern in zwei Wochen und wollte, dass wir alle verkleidet kommen. Ich hatte in einer von Mamas Kundenzeitungen ein Hexenkostüm gesehen – und genau so wollte ich aussehen. Das Kleid war schwarz und dazu gehörte eine Umhängetasche in Form einer schwarzen Katze. Die Frau, die es trug, hatte einen Hut auf und einen schwarzen Fleck auf der Nase. Tagelang nervte ich Mama, dass sie mir helfen sollte, so auszusehen. Mama wollte sich das überlegen und fragte: „Und so einen schwarzen Fleck möchtest du auch? Das ist nämlich eine Warze."

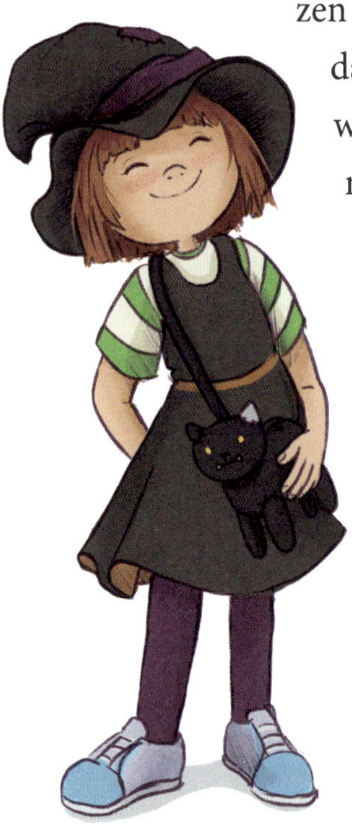

Keine Ahnung, was sie meinte, war mir auch egal – ich hoffte einfach nur auf das Kostüm.

Aber dann passierte etwas: Ich zeigte Mama eines Abends nach dem Essen eine Stelle an einem Finger, die mich schon tagelang nervte. Sie juckte ein bisschen und war ein bisschen dunkler als die übrige Haut.

Mama schaute sich den Finger unter Licht etwas genauer an und stellte fest: „Josie, da hast du ja eine Warze!“

Ich bekam einen ziemlichen Schreck. Und wäre diese Feststellung nicht schlimm genug, sagte Jo: „Dann bist du ja jetzt schon fast eine richtige Hexe – die Warze brauchst du dir ja nicht mehr anzumalen.“

Mir war echt schlecht, aber Mama beruhigte mich ziemlich schnell: „Das ist wirklich nicht schlimm. Kinder haben häufig Warzen und die können auch genauso wieder verschwinden, wie sie gekommen sind, ganz ohne Behandlung. Eigentlich muss man nur abwarten, meistens jedenfalls.“

Aber das reichte mir nicht: „Wo kommt die Warze denn her – und kann man nichts machen?“

Jetzt, wo ich wusste, was die Stelle war, fand ich sie richtig hässlich und musste immerzu draufschauen. Mama erklärte: „Warzen werden durch besondere Krankheitserreger verursacht. Die können zum Beispiel im Schwimmbad in die Haut durch kleinste Hautverletzungen eindringen. Erst Monate später werden sie dann als Warzen sichtbar. Worauf man aufpassen muss, ist, dass man andere nicht ansteckt. Denn so, wie man jemanden mit Schnupfen anstecken kann, kann man ihn auch mit Warzen anstecken.“

Mama war schon fast auf der Treppe nach unten und sagte

noch: „Ich werde jetzt aus der Apotheke ein kleines Fläschchen mit einer Lösung holen und diese dann morgens und abends auf die Warze tupfen. Vorsichtshalber kleben wir dann noch ein Minipflaster darüber.“

Mama holte das Warzenmittel, machte einen kleinen Salbenring um die Warze, damit die gesunde Haut geschont wurde, und tupfte die Lösung auf den schwarzen Punkt. „Das ist eine Lösung, die die Warze auflöst, sodass sie langsam verschwindet.“

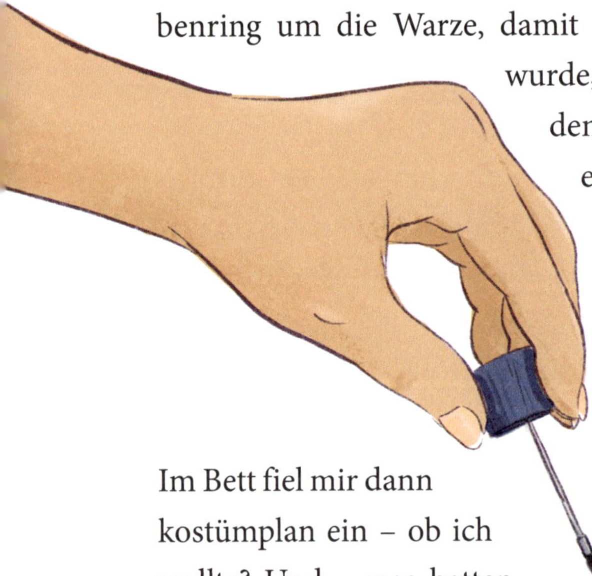

Da war ich fürs Erste beruhigt.

Im Bett fiel mir dann allerdings mein Hexenkostümplan ein – ob ich so überhaupt aussehen wollte? Und – was hatten Hexen denn eigentlich mit Warzen zu tun? Am nächsten Tag nach der Schule rief ich Opa an – der kennt sich mit Geschichte gut aus, mit der Geschichte von Apotheken und überhaupt.

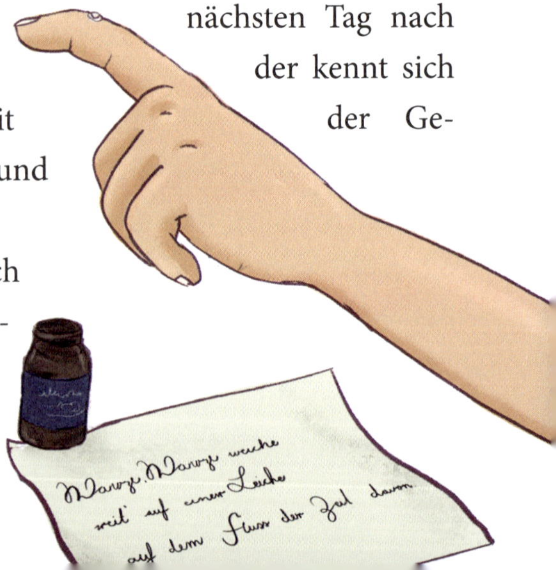

Und er wusste natürlich Bescheid: „Als Hexen wurden vor langer Zeit Frauen bezeichnet, von denen man dachte, dass sie besondere Kräfte hatten. Man ging zu ihnen, wenn man gesund werden wollte. Man machte sie aber auch verantwortlich, wenn jemand starb oder ein Unglück geschah. Und die Leute dachten, man könne eine Hexe daran erkennen, dass sie ein ungewöhnliches Erkennungszeichen hat wie eine Narbe oder eben eine Warze. Diese armen Frauen wurden dann nur deswegen verbrannt oder ertränkt. Das musst du dir mal vorstellen!"

Ich war ganz traurig wegen Opas Erklärung, aber die Warze musste trotzdem weg. Mama musste weiter pinseln!

Als Opa kurze Zeit später zu Besuch kam, war ihm noch etwas eingefallen: „Man dachte ja früher, dass die Hexen eine besondere Verbindung zu Warzen haben. Deshalb ging man auch zu ihnen, wenn man eine Warze loswerden wollte. Die Hexen besprachen diese dann, indem sie einen Spruch murmelten – und sie hatten häufig Erfolg."

Und dann gab er mir einen Zettel, auf dem stand:

Warze, Warze, weiche
reit' auf einer Leiche
auf dem Fluss der Zeit davon.

Ich sagte jetzt also jeden Morgen und jeden Abend, immer bevor Mama pinselte, diesen Hexenspruch ganz leise auf. Und ganz kurz vor der Karnevalskostümgeburtstagsparty war die

Warze verschwunden. Mama konnte es kaum glauben. Sie war einfach abgefallen und hatte einen kleinen Fleck hinterlassen, aber sie war weg! Mama wollte die Stelle an meinem Finger nur zur Sicherheit noch ein paar Tage weiterbehandeln – sollte sie ruhig.

Dann half sie mir, mein Hexenkostüm zusammenzustellen.

„Kleine Hexen müssen eben auch aussehen wie kleine Hexen!“, meinte sie.

Jedenfalls sah ich am Tag der Feier aus wie auf der Abbildung. Aber als Mama einen schwarzen Stift holte und mir eine Warze aufmalen wollte, sagte ich ganz stolz: „Ich bin eine Hexe ohne Warzen!“

Antons Kopf schmerzt
oder: Detektivarbeit

Das erste Mal, dass Anton von Kopfschmerzen erzählte, war, als wir von der Schule nach Hause gingen. Das nahm ich gar nicht so ernst.

Als er aber zwei Tage später beim Nachhausegehen wieder jammerte, hörte ich schon genauer hin.

„Hast du vielleicht zu wenig getrunken?“, fragte ich, „Oder hast du zu viel ferngesehen?“

Mama besteht nämlich immer darauf, dass wir nicht so viel fernsehen, weil wir sonst Kopfschmerzen bekommen. Außerdem würden wir uns dann zu wenig bewegen und wären zu wenig an der frischen Luft. Dabei habe ich noch nie Kopfschmerzen vom Fernsehen bekommen.

Am Montag, als wir zur Schule gingen, sagte Anton: „Wenn Tiere Kopfweh haben, kann das von Verspannungen am Hals, von Stress oder von Bluthochdruck kommen.“

Anton kennt sich nämlich supergut aus mit Tieren und will später mal Tierarzt werden. Anton war vielleicht Tierexperte, aber ich war nicht überzeugt: „Na, Bluthochdruck ist es bei dir ja wohl nicht, Stress auch nicht! Und Verspannungen? Ich weiß nicht. Aber ist es denn heute gut?“

„Ja, alles okay“, sagte Anton.

Damit war das Thema wieder erledigt.

Etwa eine Woche später kam Anton nachmittags rüber und sah wirklich traurig aus.

„Was ist denn, Anton? Ist was mit Flöckchen?“

„Nee, aber ich hatte gestern und heute wieder so Kopfschmerzen. Meinst du, es ist etwas Schlimmes?“

„Aber Anton, bestimmt nicht! Sicher gibt es eine Erklärung, die nicht so schlimm ist!“, versuchte ich ihn zu beruhigen. Anton ging es richtig schlecht – das sah ich.

Jetzt konnte man die Sache nicht einfach so mit guten Ratschlägen abtun, man musste der Sache wirklich auf den Grund gehen. Ich schlug vor: „Wir gehen jetzt mal zu Mama und fragen, was du tun kannst.“

Sie kann das zwar eigentlich nicht leiden, wenn wir in die Apotheke kommen, wenn geöffnet ist, aber das war ein echter Notfall!

„Mama, hör mal: Anton hat seit Tagen Kopfschmerzen, die immer wieder kommen.“

„Oje, du Armer!“ – Mama war gleich ganz mitfühlend. „Es ist allerdings gar nicht so einfach, das richtig einzuordnen und zu überlegen, was helfen könnte“.

„Meinst du, es ist vielleicht Migräne?“, fragte ich. „So, wie

Julies Mama sie manchmal hat, oder können Kinder das gar nicht bekommen?“

„Doch“, sagte Mama, „Migräne gibt es auch bei Kindern.“

Und dann hielt sie einen kleinen Vortrag: „Bevor man sagt, um welche Krankheit es sich handelt, muss sich erstmal ein Arzt damit befassen. Der hat das schließlich gelernt. Er arbeitet einen ganzen Katalog von Fragen durch und muss spezielle Untersuchungen vornehmen. Dann, wenn er weiß, was das Problem ist, kann man entsprechend reagieren. Kopfschmerzen sind im Übrigen viel komplizierter zu behandeln als zum Beispiel ein Schnupfen. Auf keinen Fall sollte man einfach ein Schmerzmittel nehmen – ich kann dir also erstmal nicht helfen.“

Und dann dachte Mama noch einen Augenblick nach und sagte: „Das ist im Grunde eine richtige Detektivarbeit. Wir gehen jetzt mal zusammen rüber und sprechen mit deinem Papa, sodass er baldmöglichst einen Termin bei Doktor Hartmann ausmacht.“

Ein paar Tage später erzählte Anton, dass er bei Doktor Hartmann gewesen war. Er zeigte mir eine Liste mit Fragen, die er zuhause in Ruhe beantworten sollte. In zwei Tagen wollte der Kinderarzt dann den Fragebogen anschauen und noch eine Untersuchung vornehmen. Er hoffte, dann schon etwas sagen zu können.

Jo las die Fragen vor:

- Wann traten die Beschwerden zum ersten Mal auf?
- Wie lange halten sie an?
- Treten die Beschwerden zusammen mit Übelkeit und Erbrechen auf?
- Treten die Beschwerden zusammen mit einer Erkältung auf?
- Könnte Schlafmangel vorliegen?
- Liegt eine körperliche Überanstrengung vor, zum Beispiel durch Sport?
- Ist für ausreichend Bewegung gesorgt?
- Treten die Beschwerden nach bestimmten Lebensmitteln auf?
- Gibt es Probleme zuhause oder in der Schule?
- Hast du oft Angst?

Wir überlegten uns schon mal die Antworten und am Abend durfte ich dabei sein, als Heiner Anton die Fragen noch einmal stellte und den Fragebogen ausfüllte. Während ich es megaspannend fand, ob Doktor Hartmann damit etwas anfangen konnte, wollte Anton einfach nur, dass die Kopfschmerzen endlich aufhörten.

Ein paar Tage später war Anton nicht in der Schule. Ich machte mir die allergrößten Sorgen.

Aber als ich nach Hause kam, wartete er schon vor der

Apotheke auf mich: „Josie, stell dir vor, ich weiß jetzt, was das Problem ist.“

„Ja sag schon!“, ich konnte es kaum erwarten.

Dann erzählte Anton: „Also, Doktor Hartmann hat mich abgetastet, vor allem meinen Rücken und meinen Nacken. Er hat sich den ausgefüllten Bogen genau angesehen und ein bisschen die Stirn gerunzelt. Dann hat er mich gefragt, wo ich in der Schule sitze, also eher hinten oder vorne. Du weißt ja, ich sitze am liebsten hinten. Dann hat er mich aus dem Fenster schauen lassen und ich sollte die Buchstaben auf einem Schild draußen lesen. Und weißt du was? Ich konnte die Buchstaben nicht erkennen! Ich brauche eine Brille!“

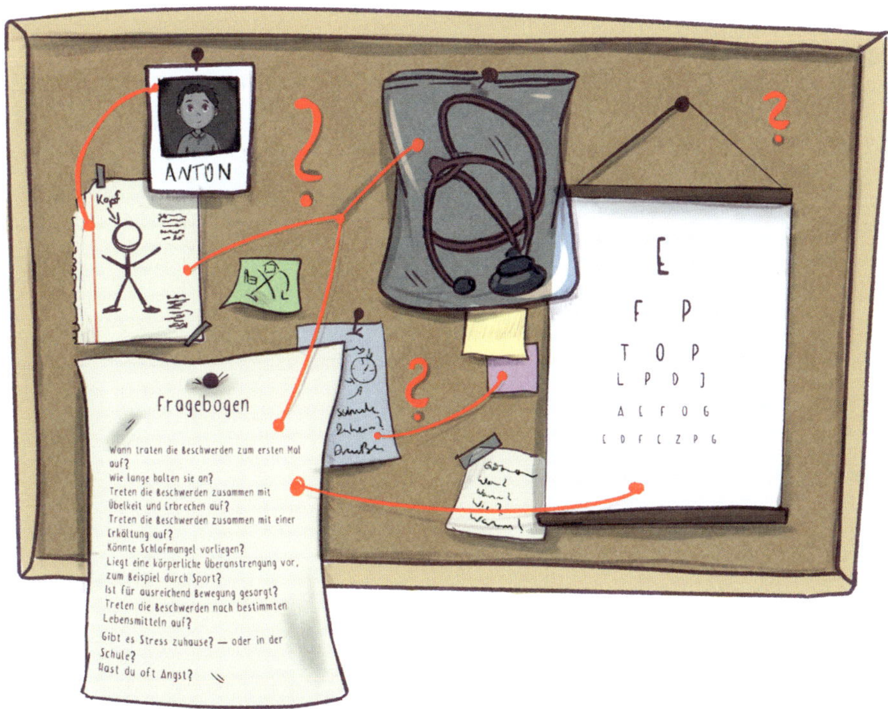

Ich konnte ihm die Erleichterung wirklich ansehen.

„Jetzt muss ich noch zum Augenarzt und zum Optiker, aber das macht mir nichts aus."

Zwei Wochen später kam Anton mit einer Brille in die Schule, aber keiner machte irgendwelche Bemerkungen. Mit der Brille sah er ein bisschen wie ein Professor aus, er war guter Laune und die Kopfschmerzen waren weg. Doktor Hartmann ist wirklich ein guter Detektiv: er löst auch schwierige Fälle.

Die Schürfwunde
oder: Das Hasenpflaster auf dem Knie

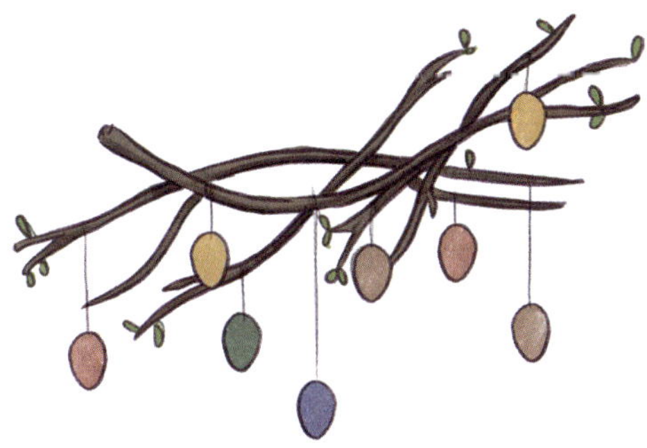

Opa hatte gefragt, ob wir zu ihm kommen wollten, er würde mit uns Ostereier färben. Mama fand das eine super Idee und wollte dann sogar die gefärbten Eier an einen Strauß im Schaufenster hängen. Sie hatte aber keine Zeit und Jo keine Lust. Also fragte ich Julie, ob sie vielleicht mitkommen wollte, allein wollte ich nämlich nicht. Julie war ganz begeistert. Sie hat nämlich Zwillingsbrüder, die noch richtige Babys sind, und war froh, wenn sie etwas unternehmen konnte.

Ich holte sie mit dem Fahrrad ab und wir durften die zehn Minuten bis zu Opa alleine fahren – ich wusste genau, welchen Weg. Mama hatte mir zigmal eingeschärft, vorsichtig zu fahren.

Wir fuhren also nebeneinander auf dem Gehweg und gaben sehr gut acht beim Überqueren einer Straße. Es war nur noch ein kleiner Weg durch einen Park bis zu Opa. Ich kann gar nicht sagen, wie es passierte, aber irgendwie rutschte ich mit dem Fahrrad ein bisschen auf dem Weg aus. Dann wackelte ich, stieß mit meinem Rad an Julies – und wir fielen beide hin. Irgendwas tat weh. Ich schaute Julie an, die schon weinte. Dann dachte ich daran, was Mama wohl sagen würde, dann daran, was Julies Mama wohl sagen würde. Dann dachte ich an Opa, dann überlegte ich, ob mein Fahrrad jetzt kaputt war, dann ob Julies Fahrrad kaputt war. Das war richtig blöd – und mein Knie tat weh.

„Was ist, Julie?", fragte ich und hatte etwas Angst vor der Antwort.

Sie schluchzte: „Mein Arm!".

Oh nein, was sollten wir jetzt machen? Ich dachte, dass wir am besten zu Mama in die Apotheke gehen. Sie würde schon wissen, was zu tun ist. Wir konnten beide aufstehen, hoben die Fahrräder auf und schoben sie zu mir nach Hause.

Mama kann es nicht leiden, wenn wir in die Apotheke kommen, während sie Kunden bedient – das habe ich ja schon erwähnt, aber sie kann es so gar nicht leiden.

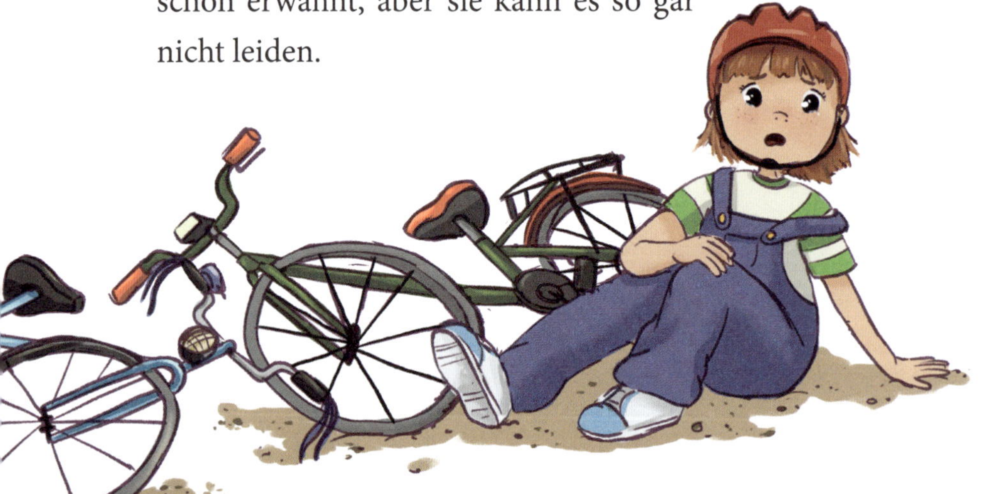

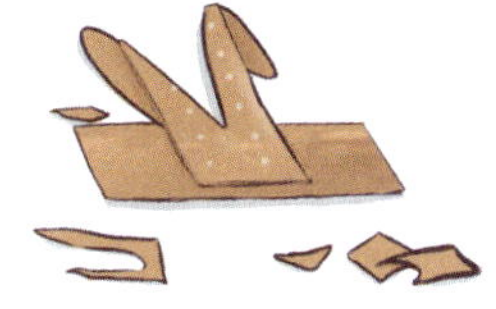

Aber als wir beide da auftauchten, wusste sie gleich, dass etwas passiert war.

„Nun kommt mal rein ihr beiden, schauen wir mal. Hat eine von euch schlimme Schmerzen?"

Wir schüttelten beide den Kopf. Dann rief sie noch schnell Opa an, der ja auf uns wartete, um ihm zu sagen, dass wir nicht kommen würden.

Wir mussten uns vorsichtig ausziehen, ich die Hose und Julie ihren Pullover. Mama schaute sich die Wunden genauer an. „Beides Schürfwunden", sagte sie. „Da habt ihr aber richtig Glück gehabt. Die sind zwar etwas größer, aber nicht tief. Bei euch beiden ist nur die oberste Hautschicht ab. Es blutet auch nur ein klein wenig. Wir gehen jetzt mal ins Bad und halten die Wunden unter fließendes Wasser. Dann tupfen wir sie vorsichtig ab. Wie gut, dass die Stellen bedeckt waren! So sind die Wunden jetzt nicht mit Dreck oder Steinchen verunreinigt und desinfizieren brauchen wir dann auch nicht. Ich gebe dann ein Wundgel darauf und zum Schutz darüber ein Pflaster."

Bis wir versorgt waren verging eine ganze Zeit. Mittlerweile war Opa schon gekommen, um nach uns zu sehen. Aber wir konnten ihn beruhigen: „Alles halb so wild, nur Schürfwunden!"

Dann musste Julie erstmal nach Hause gebracht werden. Unsere Kleidung war kaputt und musste geflickt werden.

Außerdem musste nach den Fahrrädern geschaut werden. Spätestens alle zwei Tage mussten die Wunden kontrolliert werden. Wir hatten ein bisschen Angst, dass man nach dem Abheilen eine Narbe sehen würde, aber das passierte glücklicherweise nicht.

Ins Schaufenster mussten dann die Eier vom letzten Jahr und ich hatte ein ziemlich schlechtes Gewissen Julie gegenüber, weil ich es ja war, die in ihr Rad gefahren war. Ich fragte Mama: „Hast du eine Idee, womit ich mich bei Julie entschuldigen könnte?“

Mama überlegte einen Augenblick: „Ich bin sicher, dass sie dir nicht böse ist. Unfälle passieren eben. Aber wie wäre es, wenn wir für sie ganz besondere Pflaster selber machen. Ich habe da nämlich eine Idee.“

Stellt euch mal vor: Mama holte eine Schere und ein Stück Heftpflaster und schnitt dieses so zu, dass es große Hasenohren hatte. Das sah wirklich lustig aus: ein sehr besonderes Pflaster für Osterschürfwunden nach einem Fahrradsturz. Mama schnitt noch ganz viele.

Als ich die dann Julie in einem Schächtelchen brachte, freute sie sich total. Ich kriegte auch welche und hatte die noch tagelang auf meinem Knie – obwohl man sie unter der Hose ja gar nicht sehen konnte.

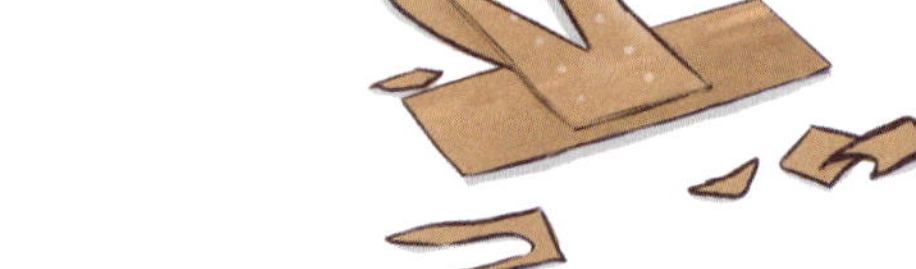

Wir spielen Arzt, Apotheke und Patient

oder: „Guten Tag und gute Besserung!"

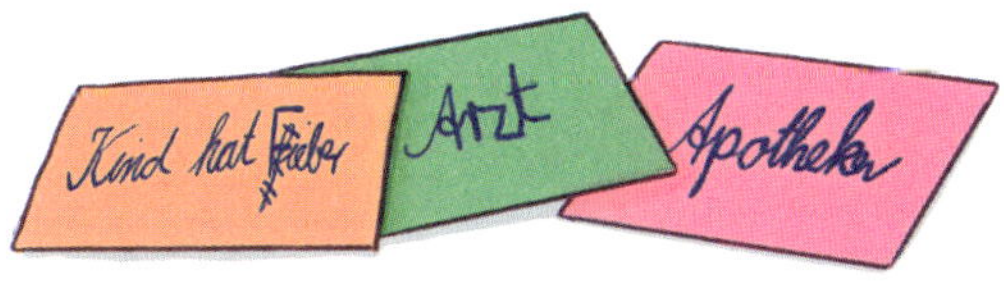

Früher haben wir das viel häufiger gespielt, erstmal Arzt, später auch Apotheke.

Mama hatte mir aus einem Regal und einem Hocker und ganz viel Flaschen und Dosen aus der richtigen Apotheke mit selbstgemachten Etiketten eine Spielapotheke eingerichtet. Sie hatte Teebeutel genäht und Tüten gefaltet. Wir hatten die Kasse vom Kaufmannsladen genommen und eine kleine Waage gekauft. Aber irgendwann war das langweilig geworden.

Vor kurzem aber hatte Charlies kleine Schwester Lenchen zum Geburtstag einen neuen Arztkoffer geschenkt bekommen und wir fingen an, zu dritt Arzt, Apotheker und Patient zu spielen. Ein bisschen Streit gibt es immer – jeder will am liebsten Arzt sein. Aber wir haben Karten gebastelt, die man ziehen muss und die festlegen, wer man ist und welches Problem der Patient hat.

Wir richteten im Wohnzimmer das Arzt-Zimmer ein und in meinem Zimmer die Apotheke. Lenchen hatte sich eine meiner Puppen als Kind ausgeliehen. Und als Lenchen

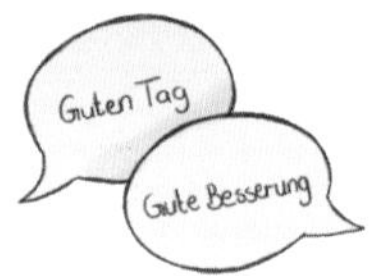

Patientin war, vielmehr die Mutter von einem Kind mit Fieber, Charlie die Ärztin und ich die Apothekerin hörte sich das dann so an:

Lenchen: „Guten Tag Doktor Charlie, meine Trixi hat glaube ich ganz hohes Fieber."
(Nur mal so: meine Puppe heißt gar nicht Trixi, aber egal.)

Charlie: „Hallo Trixi, hallo Lenchen, das schauen wir uns doch gleich mal an. Seit wann hat Trixi denn Fieber?"

Lenchen: „Seit gestern, glaube ich."

Charlie: „Und haben Sie schon Fieber gemessen?"

Lenchen: „Ich hatte kein Fieberthermometer, ich fand sie nur sehr warm."

Charlie: „Dann messen wir doch erstmal … Ja, da können wir schon von erhöhter Temperatur sprechen, die Temperatur ist 38 Grad. Wenn sie noch steigt, was am Abend gut sein kann, dann könnten das auch über 38,5 Grad werden und das nennt man dann auch Fieber. Und wie geht es Trixi sonst? Ist Ihnen noch etwas aufgefallen?"

Lenchen: „Sonst habe ich eigentlich nichts bemerkt, vielleicht isst sie etwas weniger. Aber ich mache mir Sorgen."

Charlie: „Aber Lenchen, da machen Sie sich doch keine

Sorgen! Ich verordne auf Rezept einen Fiebersaft und den holen Sie in der Apotheke ab. Lassen Sie Trixi zuhause, bis sie einen Tag ohne Fieber ist. Bitte geben Sie ihr viel zu trinken. Tschüss und gute Besserung!"

Ich hatte derweil die ganze Zeit an der Tür gelauscht, weil ich wissen wollte, was die da besprochen haben – hatte ja ewig gedauert – und rannte dann schnell in meine Apotheke.

Ich: „Guten Tag, wen haben wir denn da?"

Lenchen: „Das ist Trixi. Trixi hat fast Fieber und Doktor Charlie hat etwas verordnet."

Ich: „Das schaue ich mir an: das ist ja ein Rezept für einen Fiebersaft. Hat denn Frau Doktor gesagt, wie der eingenommen werden soll?"

Lenchen: „Ich weiß nicht, steht das nicht auf dem Rezept?"

Ich: „Ich kann das erklären, das geht nach Gewicht. Wieviel wiegt Trixi denn?"

Lenchen: „Weiß ich nicht."

Ich: „Wie alt ist Trixi denn?"

Lenchen: „Vier."

Ich: „Gut, dann braucht Trixi dreimal am Tag einen Becher, aber eigentlich nur, wenn das Fieber über 39 Grad ist. Haben Sie denn ein Fieberthermometer?"

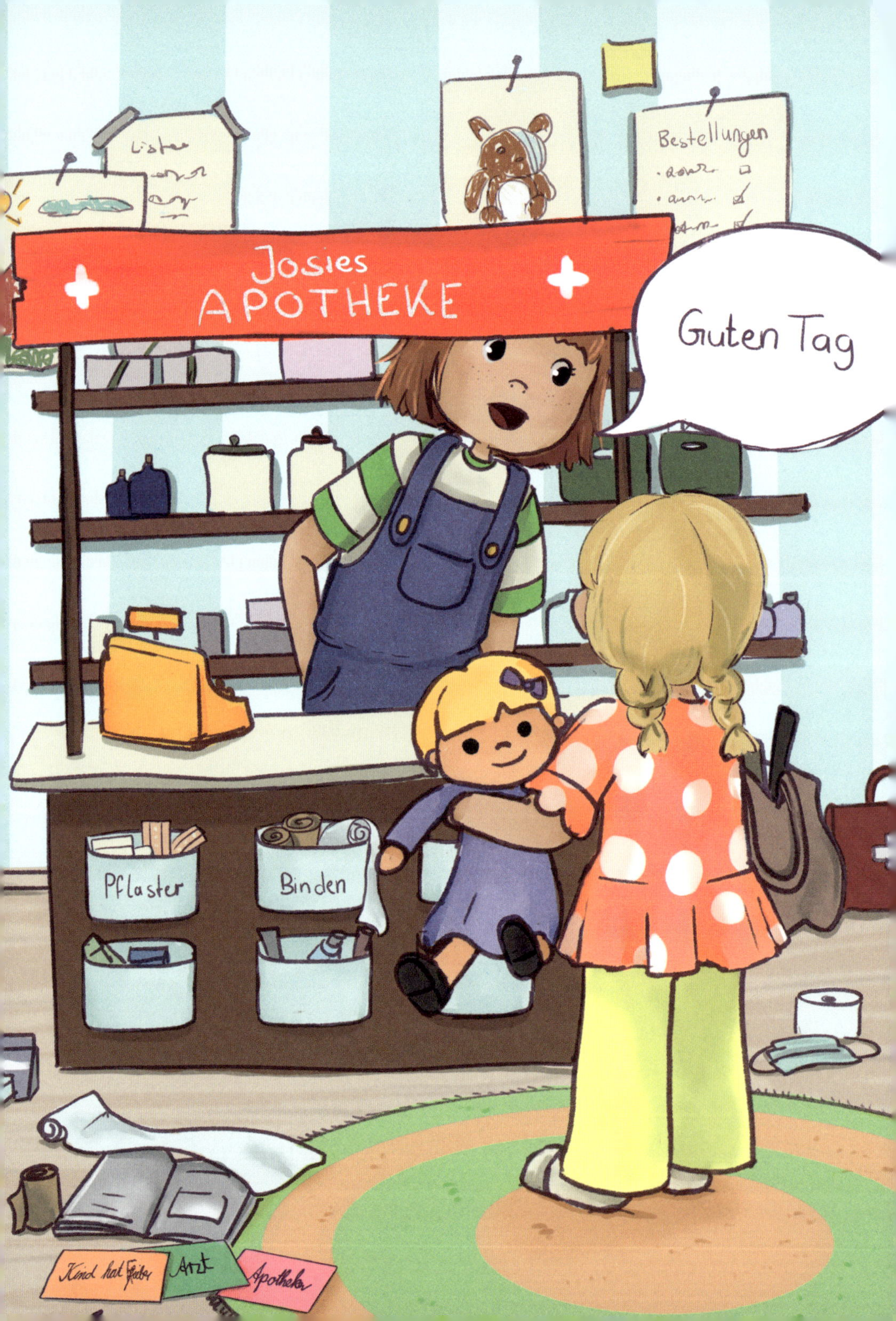
Josies
APOTHEKE
Guten Tag
Bestellungen
Pflaster
Binden
Arzt
Apotheker

Lenchen: „Nein, das brauche ich auch noch."

Ich: „Dann ist hier ein Fieberthermometer, das ganz schnell misst, sodass es nicht so lange unangenehm für Trixi ist."

Lenchen: „Ich mache mir wirklich Sorgen."

Ich: „Das müssen Sie nicht, kleine Kinder haben häufiger Fieber, mit ein bisschen Ruhe und viel zu trinken wird das sicher schnell besser."

Lenchen: „Gut, jetzt muss ich noch bezahlen. Was kostet das?"

Ich: „Den Fiebersaft bezahlt die Krankenkasse und das Fieberthermometer kostet 5 Euro. – Jetzt aber schnell nach Hause und gute Besserung!"

Ein anderes Mal passierte Folgendes: Der Patient war Charlie, eigentlich der Hund von Charlie, der nicht mehr frisst, Lenchen die Apothekerin und ich hatte die Arzt-Karte gezogen. Da mussten wir dann Anton anrufen, denn wenn es um Tiere geht, muss er der Tierarzt sein. Er brachte Flöckchen mit und ich war dann seine Assistentin.

Charlie: „Guten Tag Doktor Anton."

Anton: „Guten Tag, da haben wir ja Flöckchen, was ist denn passiert, Charlie?"

Charlie: „Seit vorgestern frisst Flöckchen nicht richtig."

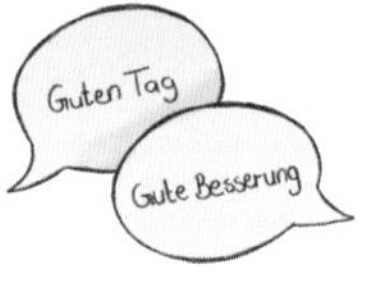

Anton: „Sonst irgendwas Auffälliges? Verdauung gut? Erbrechen?“

Charlie: „Eigentlich nichts Ungewöhnliches.“

Anton: „Dann schauen wir mal. Josie, können Sie den Hund bitte mal festhalten? Das fühlt sich alles etwas hart an, ich werde ihm jetzt eine Spritze geben und dann gibt meine Assistentin noch einen Beutel Spezialfutter mit. Das soll Flöckchen jetzt drei Tage bekommen und dann müsste er wieder in Ordnung sein. Rufen Sie doch in zwei Tagen mal an, ob alles gut ist.“

Doktor Anton gab Flöckchen eine Spritze, ich holte eine Packung Müsli aus der Küche, damit ich was zum Mitgeben habe (nur für das Spiel) und sagte: „So, das macht 50 Euro.“

Charlie: „Das ist aber viel Geld!“

Anton: „Das sind die ganz normalen Gebühren beim Tierarzt. Tiere haben nämlich meistens keine Krankenkasse, die die Medikamente und Behandlung bezahlt“

Eine Viertelstunde später, wir waren mittlerweile in die Küche gegangen, um ein Stück Kuchen zu essen, hörten wir Lenchen rufen: „Hallo, wo bleibt ihr denn?“

Wir kriegten einen richtigen Schreck, weil wir sie einfach vergessen hatten. Anton ging sofort zu ihr und erklärte: „Weißt du, der Tierarzt darf auch direkt Medikamente an die Tiere geben. Da müssen die Patienten oft gar nicht in die Apotheke."

Lenchen fing an zu weinen, was man ja auch verstehen kann: da wartete sie die ganze Zeit, dass mal einer kommt und dann kommt keiner. Als Wiedergutmachung boten wir ihr an, mit Flöckchen Gassi zu gehen. Das beruhigte sie: „Okay, aber nächstes Mal, wenn wir spielen, bin ich Arzt!"

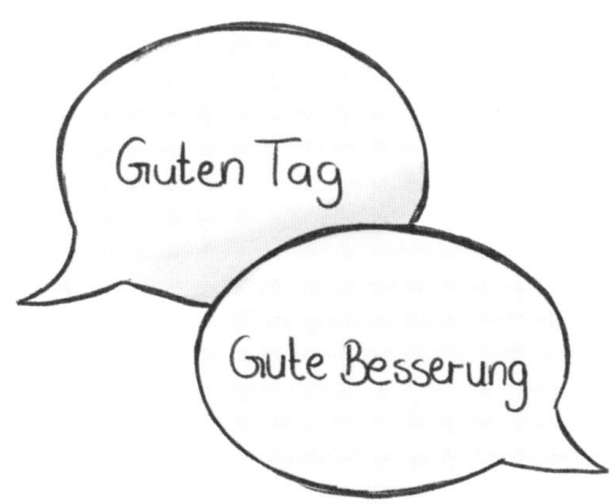

Die Prellung
oder: PECH

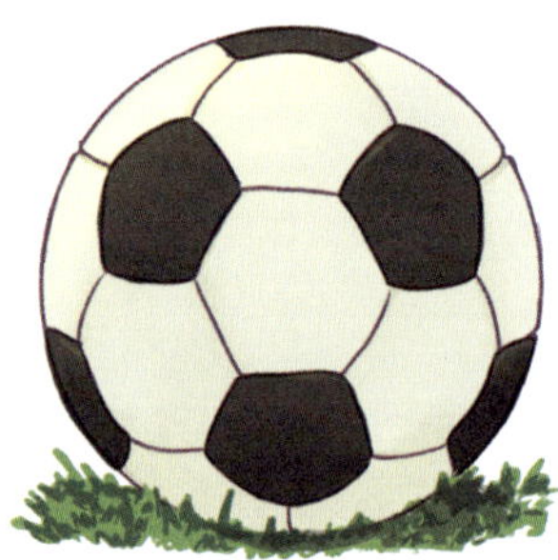

Es war ein Freitagabend. Mama hatte die Apotheke schon zugeschlossen, ich hatte den Esstisch gedeckt und Mama hatte das Abendbrot in der Küche vorbereitet. Normalerweise ist das genau der Moment, in dem Jo vom Fußballtraining nach Hause kommt, sich an den Tisch setzt und ziemlich hungrig ist. Aber an diesem Freitagabend mussten wir auf ihn warten.

„Vielleicht haben sie noch eine Besprechung für das Spiel am Sonntag", meinte Mama.

Nach einer halben Stunde wurde sie dann aber doch etwas unruhig: „Er kommt doch immer ziemlich um dieselbe Zeit nach Hause. Ob etwas passiert ist? Ich ruf mal bei Max an."

Max ist sein bester Freund und spielt auch Fußball. Mama sprach also mit Max – der längst zuhause war und sich das auch nicht erklären konnte.

Mama sprang auf: „Ich fahr jetzt sofort los und suche ihn –

und du bleibst hier und rufst mich augenblicklich an, wenn sich jemand meldet oder er kommt."

Jetzt kriegte ich Angst: „Aber ihm ist doch nichts Schlimmes passiert?"

Mama war schon halb draußen: „Wir warten jetzt erstmal ab und regen uns nicht auf."

Es dauerte gar nicht lange, da hörte ich Mamas Schlüssel in der Haustüre und sie rief: „Ich habe Jo gefunden, alles nicht so schlimm!"

Ich rannte die Treppe hinunter und nahm ihn ganz fest in den Arm: „Oh endlich, da bist du ja!", sagte ich und weinte ein bisschen. Dann bemerkte ich, dass er gar nicht richtig laufen konnte und Mama ihn stützen musste.

Mama sagte: „Er hat eine Verletzung am Fuß und kann gar nicht richtig auftreten."

Jo humpelte nach oben, ließ sich aufs Sofa fallen und erzählte: „Beim Fußball ist mir einer auf den Fuß gelatscht, das tat nur einen Moment weh, aber dann habe ich ganz normal weitergespielt. Und ich hatte auch wirklich keine Schmerzen. Aber beim Nachhausefahren konnte ich plötzlich nicht mehr das Pedal vom Fahrrad treten. Auftreten konnte ich dann auch nicht mehr. Dann musste ich mich hinsetzen und warten, weil ich doch mein Handy nicht mitnehme zum Fußball, und warten, bis du mich endlich gefunden hast, Mama!", und schluchzte ein wenig dabei.

Ob das jetzt war, weil er sich so allein gefühlt hatte oder weil er wusste, dass er bestimmt am Sonntag nicht bei dem Spiel dabei sein konnte oder ob es wehtat? – Vielleicht alles zusammen.

Dann sagte Mama: „Tja, PECH, Jo."

Und jetzt weinte er so richtig los. Das war wohl alles zu viel für ihn:

„Das ist alles, Mama, was du sagst: Pech?"

„Ach Jo, Pech doch nicht wegen dieses Sportunfalls, sondern P E C H – das sind nämlich die Erste-Hilfe-Regeln bei solchen Sportverletzungen und das bedeutet: P für Pause, also den Fuß nicht weiterbelasten, sondern ruhigstellen. E für Eis, also kühlen. C für Compression – mit einer elastischen Binde. H für Hochlagern. Jetzt gehe ich runter in die Apotheke und hole alles, was wir brauchen."

Jo hatte sich schon wieder beruhigt und Mama war auch nach kurzer Zeit wieder da – mit einer Kühlkompresse. Mama hat nämlich immer ein paar davon im Kühlschrank, denn: „Wenn man sie braucht, dann braucht man sie kühl".

Eine Binde hatte sie auch. Dann schaute sie sich den Fuß an und bewegte ihn etwas. „Tut das weh?", fragte sie.

Jo schüttelte den Kopf.

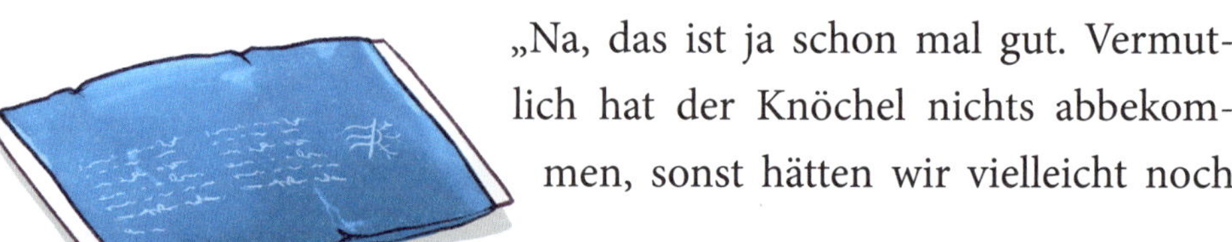

„Na, das ist ja schon mal gut. Vermutlich hat der Knöchel nichts abbekommen, sonst hätten wir vielleicht noch

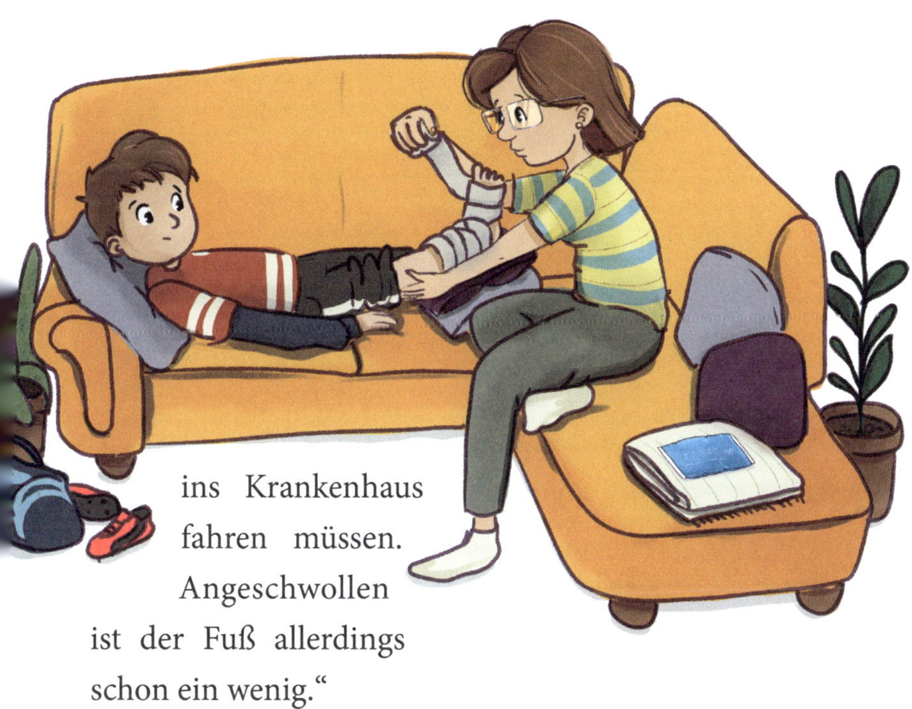

ins Krankenhaus fahren müssen. Angeschwollen ist der Fuß allerdings schon ein wenig."

Sie wickelte den Kühlpack in ein Tuch ein und legte ihn für 10 Minuten auf den Fuß.

Ich schmierte Jo derweil ein Brot und brachte ihm ein großes Glas Wasser. Der Arme war noch immer ziemlich blass, aber mit dem Abendessen und unserer Zuwendung ging es ihm schon deutlich besser.

„Solche Kältepackungen kann man jede Stunde für 10 Minuten drauflegen", sagte Mama und holte die nächste aus dem Kühlschrank.

„Dann haben wir jetzt also schon P und E erfüllt. Jetzt umwickele ich den Fuß mit der elastischen Binde. Die darf nicht zu fest und nicht zu locker gewickelt werden."

Also war auch C abgehakt.

Den Rest des Abends sollte Jo auf dem Sofa sitzen bleiben, Mama legte noch zwei Kissen unter seinen Fuß, wegen H.

Dann sahen wir zusammen noch einen Film.

„Mama, können wir E nicht auch noch innerlich?"

Mama wusste gar nicht was ich meinte.

„Na, E wie Eis!", sagte ich.

Mama lachte: „Ja klar!", und holte für jeden eine Portion. Ich glaube sie war auch froh, dass nichts Schlimmeres geschehen war. Vermutlich hätten wir an diesem Abend jeder einen Eimer Eis haben können.

Später nahm sie die Binde ab. „Die darf nämlich über Nacht nicht dranbleiben."

Dann rieb sie den Fuß mit einem Sportverletzungsgel ein, Jo humpelte ins Bad und dann ins Bett.

„Alles Weitere sehen wir dann morgen", sagte Mama. „Gut, dass Wochenende ist!"

Am nächsten Morgen mussten wir den Pech-Fuß erstmal begutachten. Die Schwellung war etwas zurückgegangen, aber nun war er an einer Stelle doch ziemlich rotblau. Jo konnte schon wieder etwas besser auftreten, allerdings nur sehr vorsichtig.

„Na, das sieht doch schon ganz gut aus!", fand Mama. „Wir machen einfach weiter mit der Behandlung."

Ich wartete darauf, dass Jo nun sagen würde, dass er ja dann morgen wieder Fußball spielen könnte. Aber er fragte stattdessen: „Meinst du, Mama, ich kann morgen die anderen von der Seitenlinie aus anfeuern?“

Mama sagte: „Ich denke schon. Papa bringt dich mit dem Auto hin und auch nächste Woche in die Schule. Fußball und Schulsport sind erstmal gestrichen, bis der Fuß nicht mehr dick ist und auch gar nicht mehr weh tut.“

Es dauerte nur eine Woche und dann war alles wieder normal: Jo fuhr mit dem Fahrrad zum Fußball und kam pünktlich zum Abendessen wieder nach Hause.

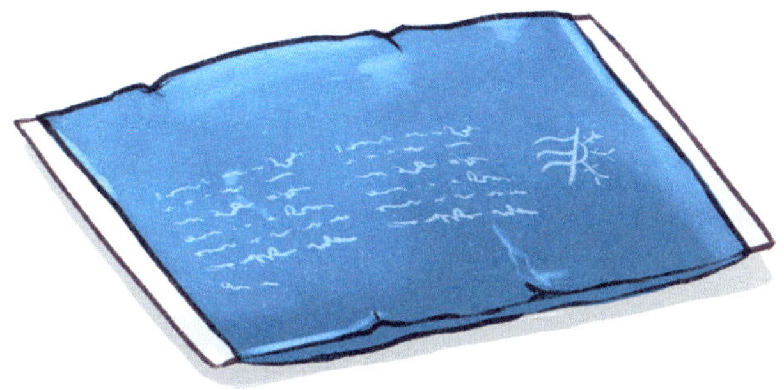

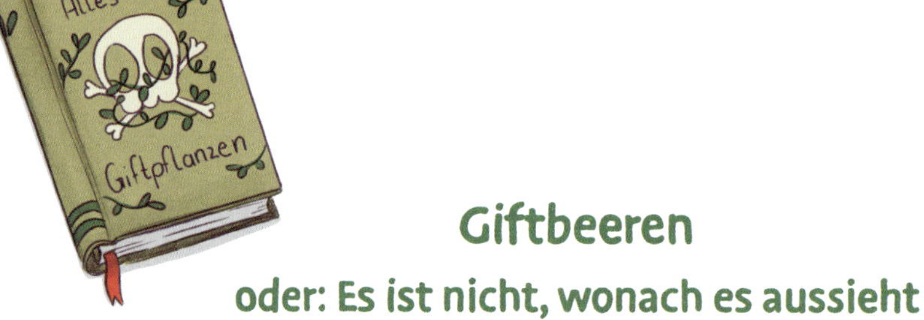

Giftbeeren

oder: Es ist nicht, wonach es aussieht

Was könnte man an einem Sommernachmittag Besseres machen als … ein Picknick im Park! Und genau das machten wir. Wir hatten uns in der Schule verabredet: Julie, Charlie, Fritzi, Anton, Max und ich. Wir wollten Decken mitnehmen und einen Ball und jeder sollte etwas zu essen mitbringen.

Wir trafen uns um fünf in dem kleinen Park und spielten erstmal ein bisschen Fußball, wobei uns Flöckchen immer den Ball wegnahm.

Als wir dann Hunger bekamen, breiteten wir auf einer Bank die mitgebrachten Lebensmittel aus. Es gab Brezeln und Tomaten und Gurken und kleine Würstchen, für Flöckchen Hundewürste, und Kekse und Erdbeeren und noch viel mehr. Nachdem wir erst die salzigen Sachen gegessen hatten, gab es dann die süßen als Nachtisch.

Plötzlich schrie Julie: „Wer hat denn diese roten Beeren mitgebracht?“

Anton sagte leise: „Ich, wieso?“

„Das sind ja Giftbeeren, die kenn ich! Wo hast du die denn her?"

Anton wollte etwas sagen, wurde aber unterbrochen von Fritzi und Max, die beide gleichzeitig sagten: „Wir haben die schon gegessen."

Mir wurde echt schlecht. Giftbeeren, damit war nicht zu spaßen! Da mussten wir sofort was unternehmen: „Kommt, packt alles zusammen, wir laufen in die Apotheke zu Mama. Die weiß bestimmt, was zu tun ist. Apotheker kennen sich mit Giftpflanzen aus."

Anton wollte noch etwas sagen: „Aber…", doch wir konnten keine Zeit verlieren. Ich nahm die Dose mit den roten Beeren in die Hand – als Beweismittel. Und wir stürmten zu sechst plus Flöckchen in die Apotheke.

„Was ist denn passiert?", fragte Mama, bediente noch den Kunden zu Ende und ging mit uns nach hinten in den Aufenthaltsraum. „Und?", fragte sie.

Ich sagte: „Giftbeerenalarm!"

Mama sagte: „Was denn für Giftbeeren? Habt ihr sie dabei? Und wo habt ihr sie her?"

Fritzi konnte sich kaum beherrschen: „Max und ich haben welche gegessen, Anton hat sie mitgebracht."

Mama fragte Anton: „Wo hast du die denn her?"

Anton konnte kaum sprechen: „Von einem Strauch in unserem Garten, aber …"

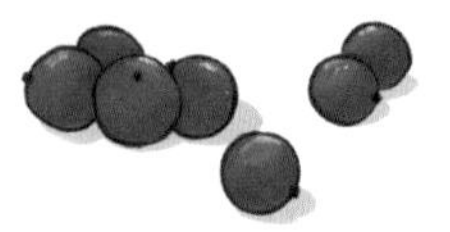

Mama meinte, als sie die roten Beeren ansah: „Die sehen aus wie rote Johannisbeeren. Hmm… aber vielleicht gibt es ja Giftbeeren, die aussehen wie Johannisbeeren. Ich rufe bei der Giftnotrufzentrale an, da ist Tag und Nacht jemand erreichbar. Dann fragen wir, was wir unternehmen sollen. Ich habe deren Telefonnummer an der Pinnwand hängen. Auch im Internet findet man die Nummer sofort."

Sie ging zum Telefon, rief unter der Nummer an, stellte auf laut, sodass wir mithören konnten:

Giftnotrufzentrale: „Hallo, hier Giftinformationszentrale, mein Name ist Riedel, was kann ich für Sie tun?"

Mama: „Hier Peters, Einhorn-Apotheke. Meine Tochter und ihre Freunde kamen gerade zu mir gelaufen mit einem Schälchen roter Beeren unbekannter Herkunft, von denen zwei Kinder gegessen haben. Was können Sie raten?"

Giftnotrufzentrale: „Wie alt sind die Kinder?"

Mama: „Acht und neun Jahre alt."

Giftnotrufzentrale: „Wie viele Beeren haben sie gegessen, jeder?"

Mama schaute die beiden an, sie zeigten die Anzahl mit den Händen, dann sagte sie: „Jeder etwa fünf."

Giftnotrufzentrale: „Wichtig ist nun, herauszubekommen, welche Beeren das sind. Als Apothekerin kennen Sie sich ja mit Pflanzen aus. Nehmen Sie ihr Giftpflanzenbuch mit zu dem Strauch, an dem die Beeren wachsen. Wenn die Beeren in dem Buch nicht zu finden sind, dann sind sie auch nicht giftig. Sobald wir wissen, worum es sich handelt, können wir entscheiden, ob eine Fahrt ins Krankenhaus nötig ist."

Mama: „Ich danke Ihnen sehr für Ihre Hilfe. Dann versuchen wir mal herauszufinden, um welche Beeren es sich handelt."

Und dann sagte Mama: „So, wir gehen jetzt mal nach nebenan und dann zeigt uns Anton den Strauch, von dem er die Beeren gepflückt hat."

Wir gingen also zu siebt nach nebenan in den Garten, Anton und Flöckchen vorneweg. Sie steuerten direkt auf Sträucher zu, die voller roter Beeren hingen. Mama fing auf dem Weg dahin schon an zu lachen: „Eure Giftbeeren sind doch tatsächlich … Johannisbeeren. Anton, warum hast du das denn nicht gesagt?"

Anton sagte weinerlich: „Wollte ich ja, aber mir wollte keiner zuhören."

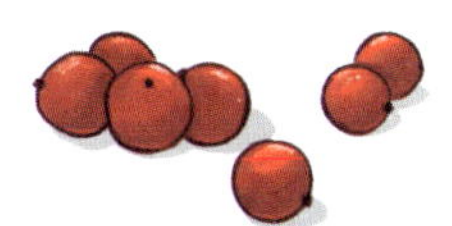

Mama sagte: „Ihr seid mir ja Giftbeeren-Experten. Aber es ist ja zum Glück nichts passiert, außer ein paar Schreckminuten. Jetzt sind wir doch alle ein bisschen schlauer und wissen, was wir tun müssen, wenn jemand wirklich etwas Giftiges schluckt. Dieses Wissen rettet vielleicht mal ein Leben."
Heiner kam aus dem Haus. „Was ist denn hier los?", fragte er etwas erstaunt.

Ich antwortete ganz schnell: „Anton hat uns eingeladen, Johannisbeeren zu pflücken, weil ihr so viele habt."

Heiner sagte: „Aber gerne doch. Und wenn ihr mit Pflücken fertig seid, dann bringt euch Ivanka auf der Terrasse noch Eis, wenn ihr mögt."

Natürlich mochten wir. Anton sah immer noch etwas traurig aus, er hatte ja alles richtig gemacht, nur Fritzi und ich hatten total überreagiert.

Wir kauften ihm am nächsten Tag als Entschuldigung einen Kaninchenzauberkäfig, weil wir jetzt auch wussten, dass manche Dinge nicht die sind, für die man sie hält.

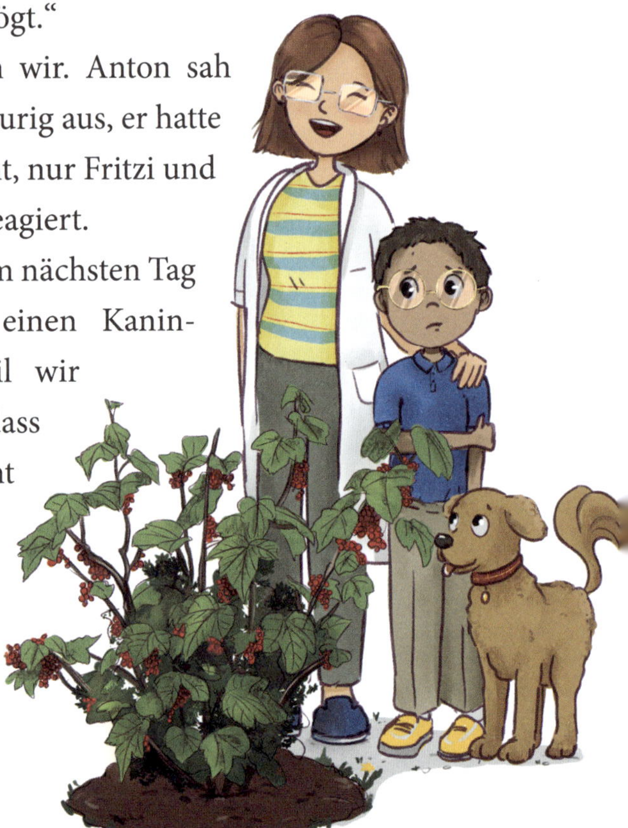

Das Schulfest
oder: Coole Heilpflanzen

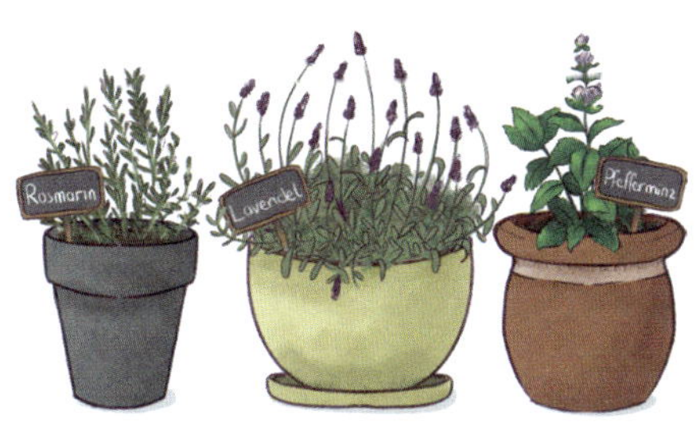

Im Sommer kurz vor den großen Ferien stand das Schulfest bevor und jede Klasse sollte etwas vorbereiten. Das Motto war: Heilpflanzen – Pflanzen mit Superkräften. Die Lehrer hatten sich nämlich überlegt, im nächsten Jahr einen kleinen Heilpflanzengarten auf dem Pausenhof anzulegen und dafür wollten sie Geld sammeln. Alle anderen Klassen wussten schon, was sie machen wollten, nur wir hatten keine Idee. Frau Kemper, unsere Lehrerin, meinte, sie wolle sich mal mit meiner Mutter unterhalten, die würde sich ja nun wirklich auskennen.

Frau Kemper hatte dann auch bei Mama angerufen. Die erklärte mir beim Frühstück, dass sie schon großartige Vorschläge hatte: „Wir könnten doch eine richtige Teestube machen in eurem Klassenzimmer. Ihr serviert Kräutertee und dazu gibt's Kekse und Kuchen. Und während alle an ihrem Tee schlürfen, können Teekesselchen geraten werden."

Mama zeigte mir einen Zettel, auf den sie eine ganze Menge Wörter geschrieben hatte: Blatt, Mandeln, Lösung, Fingerhut, Kiefer, Blüte und Weide. Alles Teekesselchen, also Wörter mit zwei Bedeutungen.

Das hörte sich furchtbar peinlich an. Wenn Mama damit unsere Lehrerin überzeugte, dann sprachen alle anderen bestimmt tagelang kein Wort mehr mit mir. Teekesselchen, das war so ein Babykram. Und Teetrinken, das war was für Omas. Ich weinte fast. Mama beruhigte mich und versprach, nochmal zu überlegen.

Als ich am nächsten Tag von der Schule nach Hause kam, lag der Zettel mit den Doppelbedeutungen beim Mittagessen noch immer auf dem Tisch. Manches kannte ich natürlich, wie „Mandeln" (die süßen und die – ihr wisst schon – mit der Halsentzündung) oder „Weide" (die für Kühe und der Baum). Bei „Fingerhut" und „Lösung" fiel mir nur eine Bedeutung ein.

Ich fand die Idee noch immer blöd, fragte aber Mama. Die erklärte: „Der eine Fingerhut ist zum Nähen und der andere ist eine Arzneipflanze, aus der man Herzmedikamente macht. Und die Lösung ist zum einen die beim Rechnen und zum anderen im Labor, wenn man ein Pulver auflöst."

Wenigstens hatte ich etwas gelernt, aber das bei unserem Schulfest, mal im Ernst.

Dann sagte Mama: „Mir ist noch was eingefallen. Statt einer Teestube könnte euer Klassenzimmer eine Heil-Bar werden – mit Mixgetränken aus Arzneipflanzen. Ich würde mir dann ein paar Rezepte überlegen. Da geht es zwar nicht unbedingt darum, mit Arzneipflanzen und Tees Beschwerden zu lindern, aber Heilpflanzen können eben auch alles andere als langweilig sein."

Das hörte sich doch viel besser an! Ich war sehr erleichtert: „Das können wir vorschlagen!"

Mama rief dann bei Frau Kemper an, die fand die Ideen auch super. Frau Kemper erzählte der Klasse davon und alle waren sofort begeistert. Uns war klar, dass das Klassenzimmer dunkel sein sollte, jemand hatte die Idee von leuchtenden Strohhalmen. Die Jungs wollten servieren und die Mädchen sollten mixen.

Das war genau Mamas Apothekerin-Ding: sie durchsuchte Bücher nach guten Rezepten für unsere Getränke und wandelte sie so ab, dass wir das auch anbieten konnten. Es sollte Folgendes geben: einen Holunderbeeren-Apfel-Drink, einen Pfefferminz-Zitrone-Eistee, eine Lindenblüten-Limo und einen Malvenspritz – alle Drinks möglichst mit Eiswürfeln. Sie besorgte auch noch Pflanzen. „Zur Deko", sagte sie, „und damit ihr die Pflanzen auch als Pflanzen kennenlernt."

Später sollten die dann auf den Schulhof gepflanzt werden. Die Linde steht da allerdings schon immer und zwei

Holunderbüsche übrigens auch – nur hatte die noch keiner gesehen – oder vielmehr gekannt. Heiner entwarf ein kleines Büchlein, in dem die Rezepte und Pflanzen vorgestellt wurden, und ließ das sogar drucken.

Alle Eltern halfen bei den Vorbereitungen mit und beim Schulfest hatten wir einen supertollen Nachmittag. Opa sagt immer: „Die Natur ist die beste Apotheke!“ – und auch die coolste!

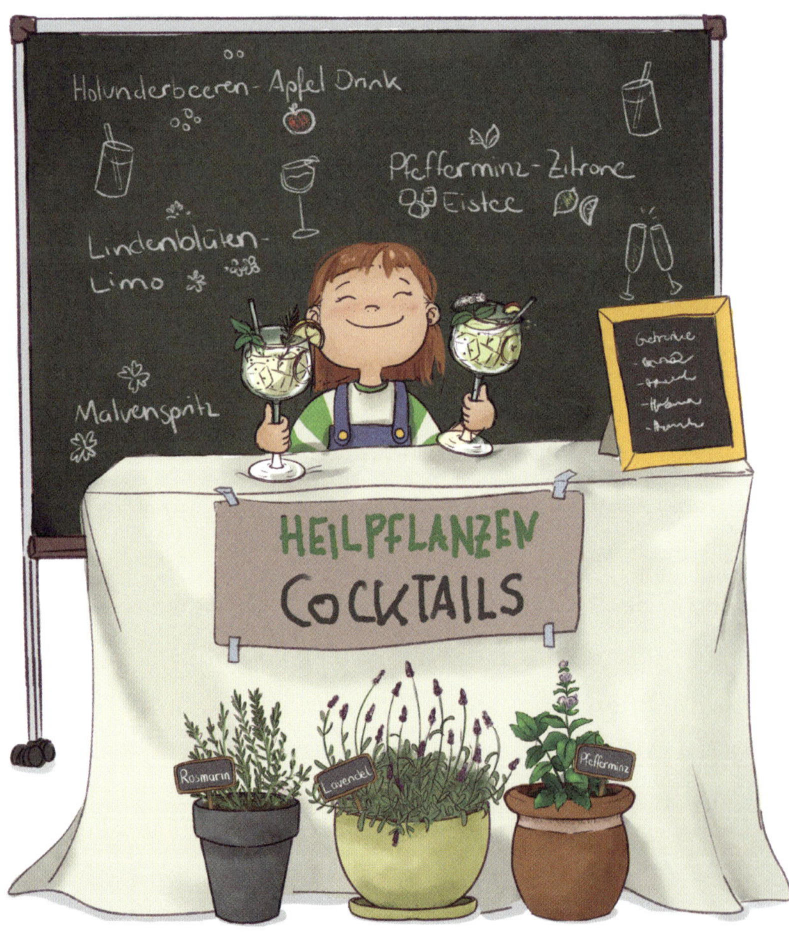

Fast ein Horror-Urlaub
oder: Ein Unglück kommt auch mal zu viert

Wir fuhren in den Urlaub! Ans Meer! Papa hatte zwei Wochen frei bekommen und Mama hatte alles organisiert: Man kann nämlich eine Apotheke im Sommer nicht einfach zusperren mit einem Schild: „Wir machen Betriebsurlaub", so wie andere Geschäfte. Außerdem ist es so, dass immer ein Apotheker anwesend sein muss. Gut, dass wir für solche Fälle Opa haben, der Mama vertreten kann. Der kam also, wir konnten starten, die Sonne schien und die Klimaanlage im Auto funktionierte so einigermaßen.

Wir machten das Radio an und sangen bei allen Liedern mit, die wir kannten. Aber dann wurde Jo immer stiller und irgendwann sagte er: „Mir ist so schlecht, ich muss mich gleich übergeben."

Oh nee, Reiseübelkeit, das fing ja gut an! Ich hielt ihm ein paar Taschentücher hin, trinken wollte er nichts und Papa raste zum nächsten Parkplatz. Als wir endlich anhalten konnten, stieg Jo sofort aus und übergab sich auf die Wiese. Das fand ich ziemlich peinlich. Aber er sah echt schlecht aus.

Mama ging zum Kofferraum und suchte nach der Reiseapotheke, fand sie aber nicht. „So ein Mist", schimpfte sie „und so haben wir jetzt auch keinen Kaugummi gegen die Übelkeit. Und eigentlich hätte Jo den ja auch schon eine Stunde bevor wir losfuhren kauen müssen."

Papa stöhnte: „Eine Apothekerin auf Reisen ohne Reiseapotheke. Na super!"

Aber: Er hatte auch nicht dran gedacht. Also machten wir erstmal Pause. Die frische Luft tat gut, langsam wurde Jos Gesichtsfarbe wieder normal. Wir aßen jeder eine Banane – die ist nämlich gut gegen Übelkeit, weil da auch Zucker drin ist – und tranken Wasser.

Irgendwann konnten wir weiterfahren und Jo durfte vorne sitzen, weil er da besser geradeaus schauen konnte.

Falls ihr mitzählt: **Unglück Nr. 1.**

Abends kamen wir in unserem Ferienhaus an. Das war superschön und sogar mit Meerblick.

Nachts wurde ich wach und hörte ein komisches Summen. Ich dachte mir aber nichts dabei und schlief weiter.

Als ich morgens aufwachte, spürte ich ein Jucken überall und als ich genauer hinsah, entdeckte ich jede Menge Mückenstiche!

„Mama!", schrie ich und Mama kam. Jo wurde wach – und natürlich hatte auch er Mückenstiche, sogar mehr als ich.

Unglück Nr. 2.

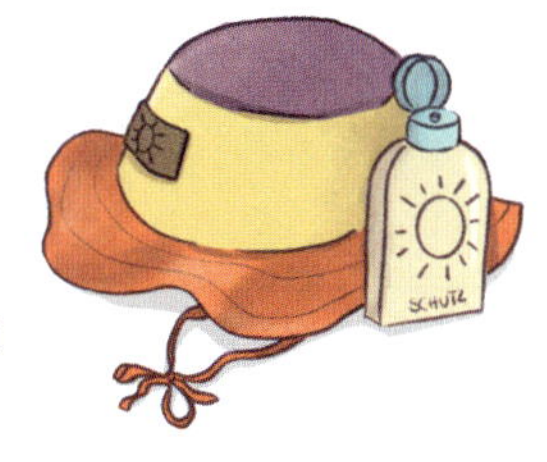

„Oh nee, ihr Armen! Ihr seht ja aus wie Streuselkuchen – und unsere Reiseapotheke liegt zu Hause!“ Mama klang genervt.

„Ich ziehe mich schnell an und fahre in eine Apotheke und kaufe Mückengel. Ihr versucht auf jeden Fall, nicht zu kratzen, weil das alles noch schlimmer macht. Schaut mal, ob ihr in der Küche Essig findet. Dann macht ihr Umschläge mit Handtüchern mit einer Tasse Essig und zwei Tassen Wasser. Papa geht derweil Brötchen holen.“

Bald kamen sie wieder – mit allem, was man für ein gutes Frühstück braucht – und mit einer großen Tube Mückengel. Wir verteilten das Gel dünn auf allen Stichen und glücklicherweise juckten die Stiche nun schon viel weniger.

Beim Frühstücken meinte Papa: „Wir lassen das heute mal ruhig angehen und kaufen alles, um diese Mückenplage abzuwehren. Das Meer ist auch nachmittags noch da.“

So machten wir es. Wir kauften im Supermarkt Fliegengitter und ein ziemlich blöd riechendes Mückenabwehröl – die hatten da ein großes Sortiment –, das wir nachts auf die Schlafanzüge tupfen konnten. Wir passten auf, dass die Türen nach draußen geschlossen waren und brachten die Fliegengitter an. Das Mückengel benutzten wir abends und am nächsten Morgen nochmal und die Stiche heilten ab.

So, wir hatten immer noch fast zwei Wochen Urlaub und die Mücken waren bekämpft. Die Sonne schien, es war heiß und wir gingen zum Strand. Wir cremten uns mit Sonnencreme ein und gingen ins Meer. Wir spielten Karten unterm Sonnenschirm. Aber nach dem Mittagessen am Strand wurde mir etwas schummerig. Dann bekam ich Kopfschmerzen und mir wurde übel. „Mir ist ganz komisch!", sagte ich etwas kläglich.

Mama schaute mich an, überlegte kurz und hatte eine Idee: „Oh Josie, tut mir so leid, dass ich bei der Hitze gar nicht daran gedacht habe. Du hast bestimmt einen Sonnenstich. Das passiert nämlich bei zu hohen Temperaturen, wenn man nicht aufpasst. Sofort ins Haus mit dir!"

Unglück Nr. 3.

Wir gingen in unser Ferienhaus. Jo und Papa wollten auch nicht am Strand bleiben und Sonnenstichopfer werden. Mama kühlte meinen Kopf mit feuchten Tüchern und schickte mich dann noch unter die kalte Dusche. Dann sollte ich mich hinlegen mit erhöhtem Oberkörper und Apfelschorle trinken. Danach ging es mir auch schon bald viel besser. Den Rest des Tages musste ich allerdings drinnen bleiben und mich schonen. Wir spielten Karten, kochten zusammen und alles war wieder gut.

Und dann wurde auch Papa noch das Opfer des Urlaubsunglücks: Er bekam einen ganz schrecklichen Sonnenbrand. Er behauptete doch tatsächlich, dass er sich auch nach dem Schwimmen mehrmals mit Sonnencreme eingecremt hätte.

Aber das konnte ja irgendwie nicht stimmen.

Als wir nachmittags ins Haus gingen, hatten sich schon erste Rötungen gezeigt, vor allem an den Beinen. Die wurden immer schlimmer und schließlich war fast der ganze Körper rot – nur das Gesicht war verschont geblieben.

Unglück Nr. 4.

Mama stöhnte ein klein wenig, aber wusste natürlich sofort, was zu tun war: „Gut, dass die Mücken so schlimm gestochen haben. So haben wir jetzt sofort das richtige Medikament im Haus. Das Antimückenstichgel ist nämlich auch ein Antisonnenbrandgel."

Papa verteilte das Gel dünn auf den roten Stellen.

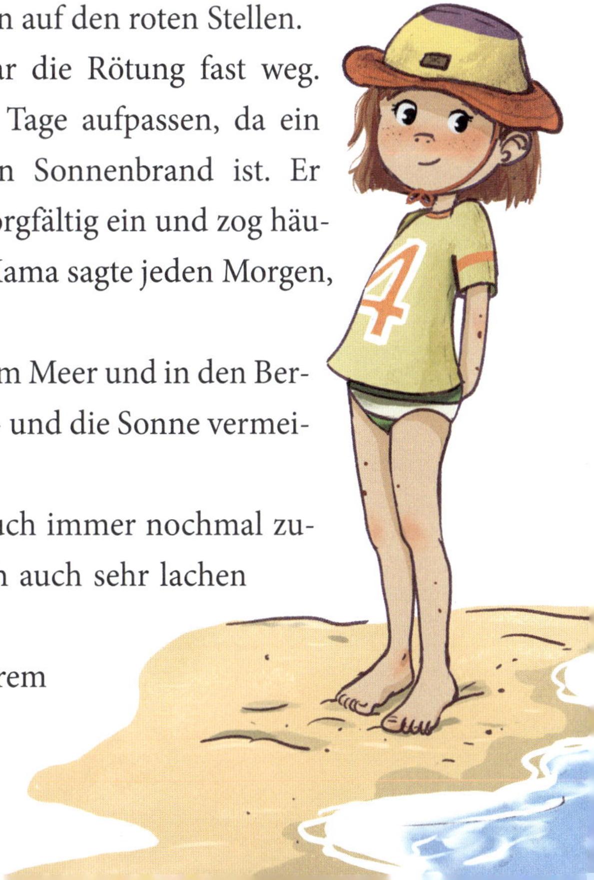

Am nächsten Morgen war die Rötung fast weg. Papa musste noch ein paar Tage aufpassen, da ein Sonnenbrand schließlich ein Sonnenbrand ist. Er cremte sich danach immer sorgfältig ein und zog häufiger ein T-Shirt über. Und Mama sagte jeden Morgen, bevor wir losgingen:

„Im Sommer – mittags – am Meer und in den Bergen: eincremen – bekleiden – und die Sonne vermeiden".

Dann sagten wir den Spruch immer nochmal zusammen auf, wobei wir doch auch sehr lachen mussten.

Es ist viel passiert in unserem

Urlaub, aber eine ganze Menge ist uns auch erspart geblieben: Quallenstiche, Wespenstiche, Splitter im Fuß, Bauchschmerzen vom zu viel Eis essen, und und und. Wenn all das passiert wäre, das wäre dann ein Horrorurlaub gewesen, aber so war's richtig schön. Ich kann es kaum erwarten bis wir nächstes Jahr wieder ans Meer fahren.

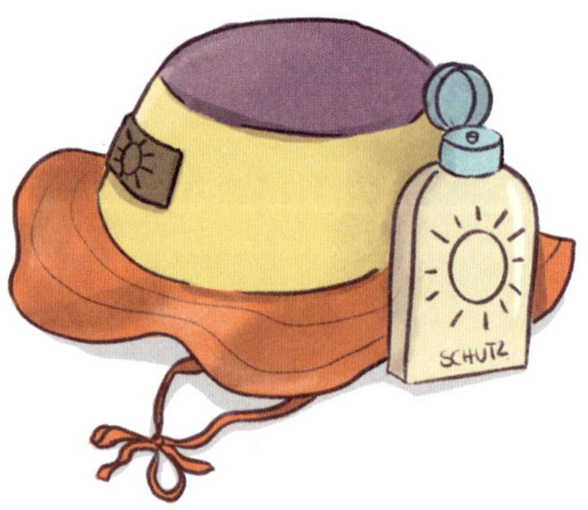

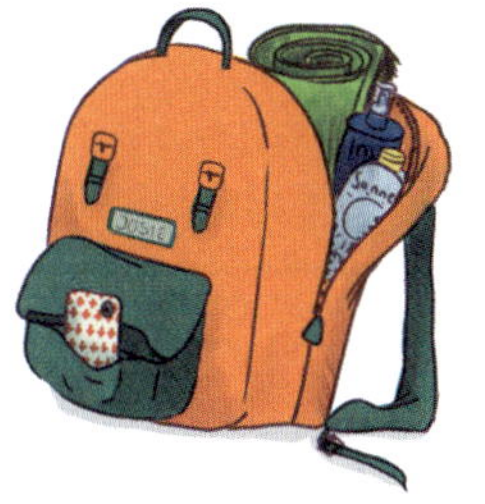

Die Abenteuerexpedition

oder: Nicht jede Gefahr ist vorhersehbar

„Ich möchte unbedingt noch ein Abenteuer erleben!“ Damit platzte Jo in der letzten Ferienwoche beim Abendessen heraus.

Mama und ich schauten uns erstmal an, dann sagte Mama: „Du meinst wir sollen nochmal einen Ausflug machen, bevor die Schule wieder losgeht?“

Und dann fiel ihr ein: „Da müsst ihr aber bis zum Wochenende warten, ich habe ja keine Ferien mehr und Papa kann auch nicht mit.“

Aber Jo meinte: „Nee Mama, nicht mit euch, dann ist es kein wirkliches Abenteuer mehr. Ich dachte an eine Expedition, vielleicht in den Wald. Josie darf mitkommen.“

Mir war sofort klar, dass ich unbedingt mitwollte, geradezu mitmusste. Dann fiel mir ein: „Nehmen wir auch Anton und Flöckchen mit?“

Mama schaute nicht so begeistert: „Jetzt mal langsam, das muss aber richtig geplant werden. Ich muss sicher sein, dass ihr auch heil von eurem Ausflug zurückkommt! Überlegt mal – Mit wem? Wohin? Wie lange? Was müsst ihr mitnehmen? Wie holt ihr Hilfe, wenn etwas passiert? Das macht ihr morgen früh und morgen Mittag sprechen wir dann noch einmal darüber, ob ich das auch erlauben kann. Falls noch andere Kinder mitgehen sollen, dann müssen wir morgen Abend erstmal die Erlaubnis der anderen Eltern einholen. Erst, wenn das alles passt – und das Wetter gut ist – könnt ihr meinetwegen los."

Das war aufregend. Ich stand am nächsten Morgen richtig früh auf. Vorsichtig schaute ich zu Jo ins Zimmer. Auch er war schon wach und hatte einen Zettel und einen Stift ins Bett geholt.

Er sagte: „Setz dich! Also: Wer kommt mit? Außer mir und dir noch Anton und Max und Fritzi? Bloß nicht zu viele – auf einer Expedition muss man sich blind vertrauen und nicht noch Streit bekommen."

Ich nickte, damit war ich einverstanden

Dann schlug Jo vor: „Wir gehen in den Wald, diesen Weg, den die ersten Klassen immer beim Wandertag gehen. Den kennen wir doch und finden wieder nach Hause. Das dauert dann, solange es eben dauert."

Jetzt war ich dran: „Jetzt schreiben wir die Liste, was wir alles mitnehmen müssen."

Ich dachte angestrengt nach. Denn wenn man etwas vergessen würde, was man braucht, wäre das schlecht.

„Wir brauchen jeder genug zu trinken und zu essen. Auf jeden Fall nehmen wir Traubenzucker mit, falls jemand schnell mal Zucker braucht. Dann muss jeder die richtige Kleidung anhaben – und Sonnenhut und Regenjacke. Vielleicht zieht jeder lieber eine lange Hose an, wenn wir durch den Wald kriechen müssen. Dann Decken zum Draufsetzen. Dann Mückenabwehrspray und Sonnencreme, das haben wir ja im Urlaub dazugelernt! Und Desinfektionsmittel. Und Pflaster. Und dein Handy!"

Wir zeigten Mama die Liste und ich glaube, dass sie beeindruckt war. Jedenfalls hatte sie nichts dagegen. So konnten wir den anderen Bescheid sagen, die alle unbedingt auch mitkommen wollten – und durften, und gaben ihnen durch, was sie mitbringen sollten.

Nachdem Mama noch zigmal überprüft hatte, ob Jos Handy auch aufgeladen war, zogen wir am nächsten Morgen los. Ein klein wenig hatte ich Angst, ob wir wieder nach Hause finden würden. Aber wir hatten ja schließlich Flöckchen dabei. Beruhigend war auch, dass wir uns so gut vorbereitet hatten.

Es war so aufregend: eine Expedition ohne Eltern oder Lehrer! Und was wir alles fanden: ganz viele Beeren, die wir aber lieber nicht pflückten. Dann fingen wir an, Vögel zu zählen, also verschiedene Vogelarten – am Ende waren es 15!

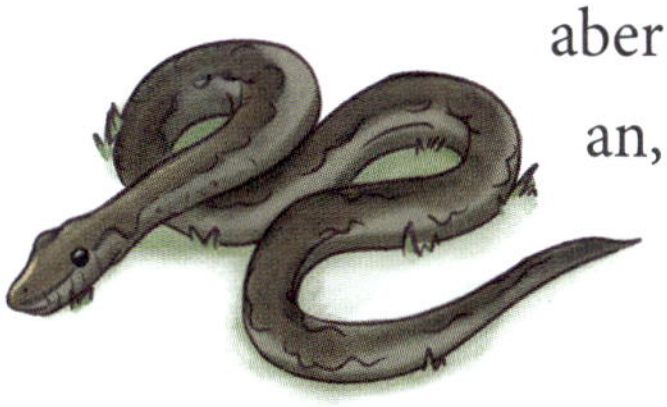

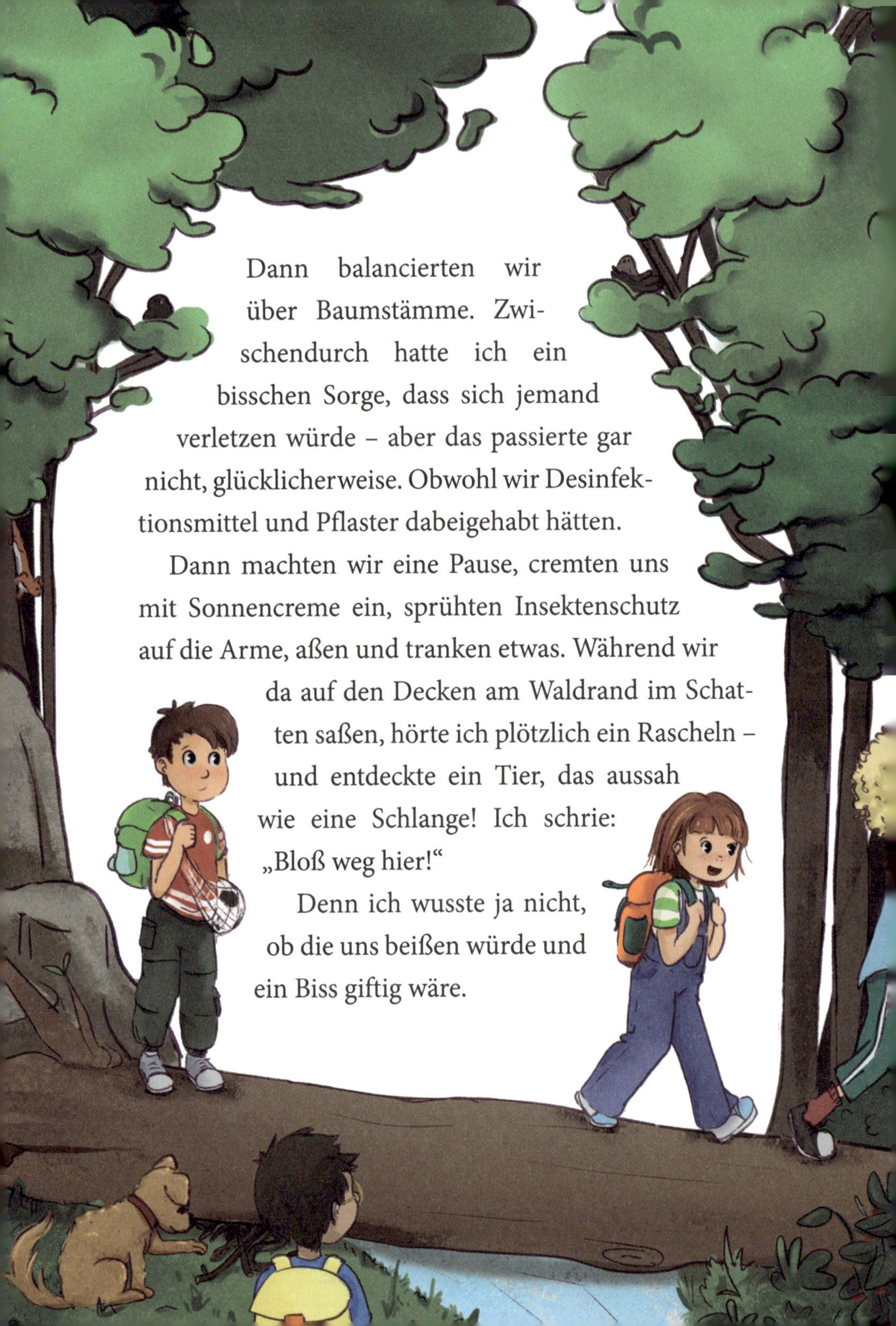

Dann balancierten wir über Baumstämme. Zwischendurch hatte ich ein bisschen Sorge, dass sich jemand verletzen würde – aber das passierte gar nicht, glücklicherweise. Obwohl wir Desinfektionsmittel und Pflaster dabeigehabt hätten.

Dann machten wir eine Pause, cremten uns mit Sonnencreme ein, sprühten Insektenschutz auf die Arme, aßen und tranken etwas. Während wir da auf den Decken am Waldrand im Schatten saßen, hörte ich plötzlich ein Rascheln – und entdeckte ein Tier, das aussah wie eine Schlange! Ich schrie: „Bloß weg hier!"

Denn ich wusste ja nicht, ob die uns beißen würde und ein Biss giftig wäre.

Ich hätte auch gar nicht gewusst, was man dann unternehmen muss. Wir packten so schnell es ging unsere Sachen zusammen, rannten erstmal ein Stück und fanden einen neuen Rastplatz.

„Es wird ja hier nicht überall von Schlangen wimmeln", hoffte ich.

Wir spielten noch Verstecken und Zapfenweitwurf, es wurde später und später. Irgendwann schaute Jo auf die Uhr, da war es schon fünf und wir machten uns auf den Heimweg.

Zuhause angekommen gab es noch Grillwürstchen bei Heiner im Garten. Wir waren richtig hungrig nach unserer Expedition.

Abends im Bett war ich ganz stolz auf uns, dass wir das so gut hinbekommen hatten, trotz Schlange. Von der hatten wir Mama lieber nicht erzählt. Später einmal fragte ich sie: „Mama, gibt's hier im Wald eigentlich Schlangen? Und sind die giftig?"

Mama meinte: „Ja, schon. Die heißen Kreuzottern und die sind tatsächlich giftig, wenn sie beißen, aber sie sind extrem selten. Wieso fragst du?"

Ich murmelte irgendetwas von „so halt." Man kann sich auf eine Expedition gar nicht sorgfältig genug vorbereiten – aber es ist auch nicht jede Gefahr vorhersehbar.

Der Schulsanitäterkurs
oder: Hauptsache man weiß, wie Hilfe geht

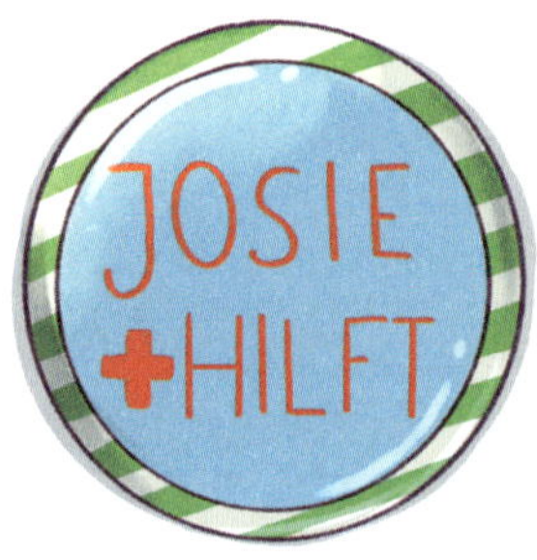

Ziemlich bald nach den Ferien, wir waren jetzt schon Drittklässler, hatte unsere neue Klassenlehrerin Frau Droste aufregende Neuigkeiten für uns – also ich fand sie aufregend. Sie wollte Schulsanitäter ausbilden, die dann auf dem Pausenhof oder beim Sportfest bei kleineren Unfällen helfen oder den Rettungsdienst alarmieren sollten. Das war genau das Richtige für mich: Ich konnte das doch schon alles – fast. Eigentlich brauchte ich den Kurs doch gar nicht. Aber am Ende des Kurses würde man eine Urkunde und einen Erste-Hilfe-Kasten und eine Weste mit Namen darauf bekommen.

Ich stellte mir vor, wie ich auf dem Pausenhof pausenlos Schüler rettete: Einen mit Nasenbluten, zwei mit Prellungen, die beim Fangenspielen zusammengestoßen waren, und dann rief ich auch noch den Notarzt, weil beim Turnen jemand vom Kasten gestürzt war und sich den Arm gebrochen hatte.

Ich lief so schnell es ging nach Hause und musste es Mama sofort erzählen: „Mama, stell dir vor! Ich werde Schulsanitäterin und helfe allen, die in Not sind – mit Weste und Arztkoffer!"

Mama sagte: „Na, das hört sich ja aufregend an! Das ist ja genau das Richtige für dich! Wann geht's denn los?"

„So in zwei Wochen, glaube ich."

Ganz genau wusste ich es nicht. Jedenfalls wollte ich die Zeit bis dahin nutzen, um mich vorzubereiten.

Ich hatte dieses Erste-Hilfe-Buch mit dem Bären, was zwar eigentlich für Babys war, aber vielleicht doch ganz hilfreich. Ich ging also die Seiten durch und schrieb erstmal eine Liste, was ich alles brauchte: Ein paar Verbände, Kompressen, Kühlkompressen, Desinfektionsspray und Handschuhe. Unbedingt benötigte ich einen Anstecker auf dem steht „Josie hilft", damit das auch jeder sehen konnte.

Ich gab Mama die Liste: „Meinst du, du kannst mir das alles geben?", fragte ich sie.

„Aber klar", antwortete Mama. „Ich will ja nicht schuld sein, wenn jemand in Not gerät und du dann nicht helfen kannst."

Dann fing ich an, mir Notizen zu machen, sowas wie Notruf absetzen: Anruf in der Rettungszentrale unter 112 und dann an die **5 Notfall-Ws** denken.

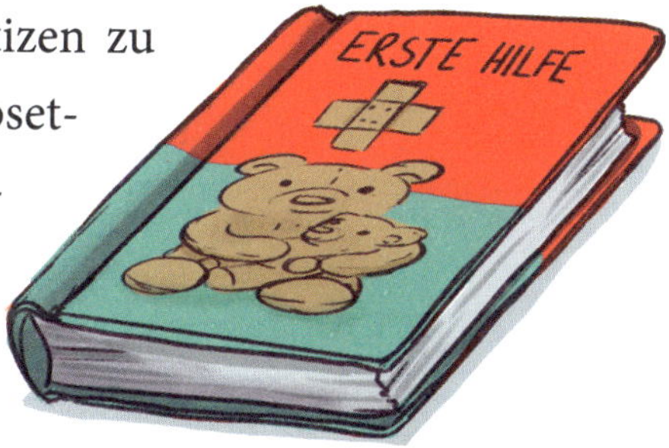

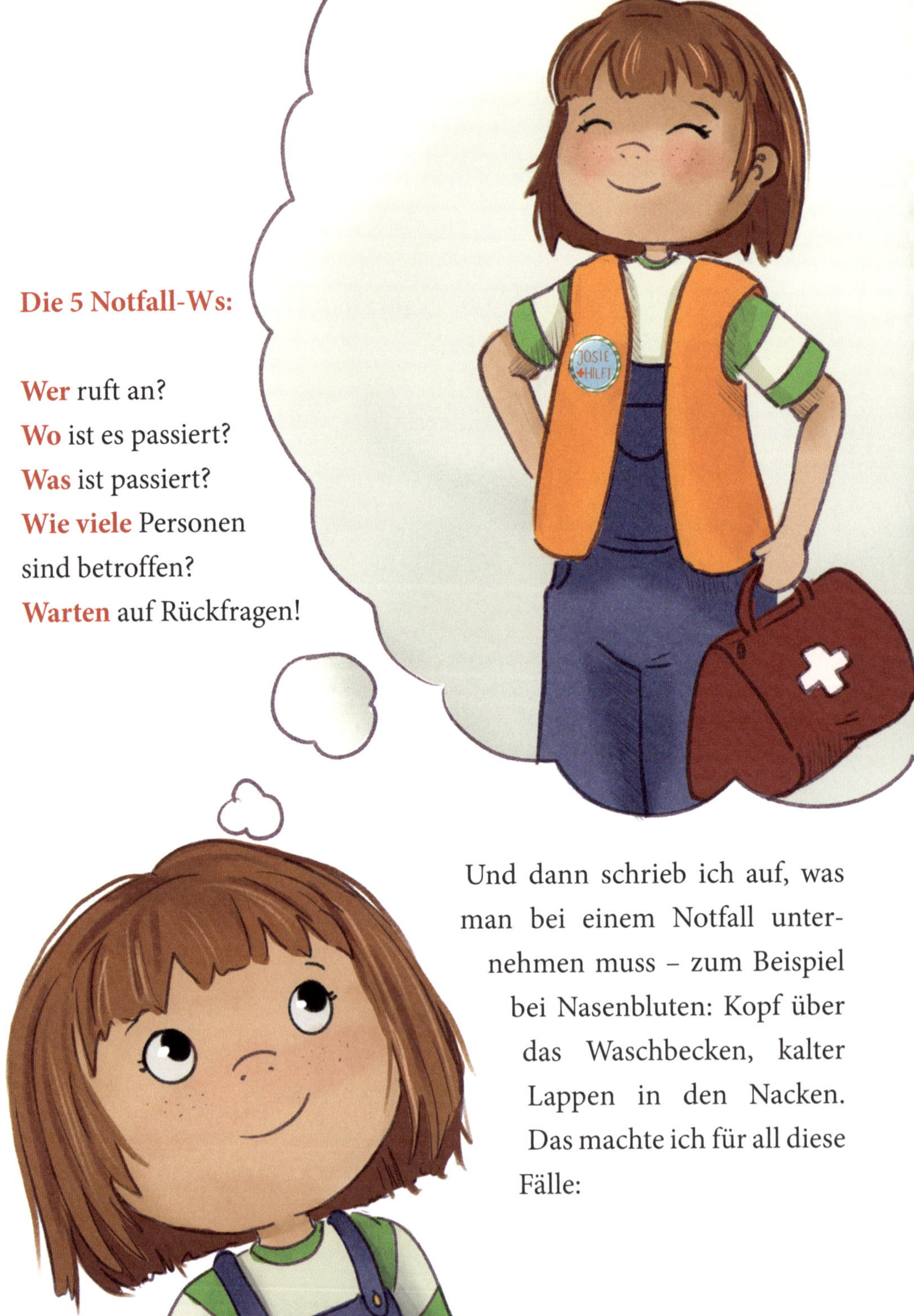

Die 5 Notfall-Ws:

Wer ruft an?
Wo ist es passiert?
Was ist passiert?
Wie viele Personen sind betroffen?
Warten auf Rückfragen!

Und dann schrieb ich auf, was man bei einem Notfall unternehmen muss – zum Beispiel bei Nasenbluten: Kopf über das Waschbecken, kalter Lappen in den Nacken. Das machte ich für all diese Fälle:

- Schnittwunden, klein
- Schnittwunden, groß
- Schürfwunden, klein (da kenne ich mich ja eh aus)
- Schürfwunden, groß
- Verstauchung
- Prellung – erinnert ihr euch an **PECH**?
- Arm- und Beinbruch

Nun musste ich ein wenig üben. Ich rief also Charlie an und fragte sie, ob sie mit Lenchen kommen wollte. Sie sollten die Schüler sein und ich der Retter. Charlie hatte zwar nicht so eine Riesenlust, aber sie wollte auch Schulsanitäterin werden und da wäre es ja vielleicht schon mal eine gute Übung, meinte sie.

Sie kamen also und wir spielten alles durch. Das war anstrengend, so viele Pflaster aufzubringen, Verbände anzulegen und zwischendurch die 112 anzurufen – aber nur gespielt! Wir wollten ja die Notrufnummer nicht für echte Notfälle blockieren!

Ich war abends fix und fertig, aber wenigstens war ich vorbereitet! Ich konnte es gar nicht erwarten, bis der Kurs anfing.

Zwei Wochen später verkündete Frau Droste: „So, ich nenne jetzt die Kinder, die beim Schulsanitäterkurs dabei sind. Ich hatte ja gesagt, dass aus jeder Klasse nur sechs Kinder teilnehmen dürfen."

Und dann verkündete sie die Namen: Charlie war die erste, dann Tim, Murat, Yasmin, Helena und Kim. Ich zählte mit, das waren ja schon sechs. Und ich?

„Frau Droste, Sie haben mich vergessen!“, rief ich ziemlich laut.

Frau Droste schaute auf ihren Zettel: „Du hast dich gar nicht angemeldet, Josie. Du hast den Anmeldezettel nicht abgegeben. Aber sei nicht traurig, im nächsten Jahr wird das wieder angeboten und es hatten sich eh mehr Kinder angemeldet als Plätze frei waren.“

Ich war echt entsetzt. Und das, wo ich mich doch so gut vorbereitet hatte. Dann hatten sie auch noch Charlie genommen, die ich sozusagen ausgebildet hatte.

Ziemlich traurig schlich ich nach Hause.

Anton, der das alles mitbekommen hatte, versuchte mich aufzumuntern: „Schau mal Josie, ist doch toll, dass du den ganzen Schulsanitäterkrempel schon gelernt hast. Auch ohne Kurs! Hauptsache ist doch, dass man weiß, wie Hilfe geht, wenn sie nötig ist!“

Da hatte er eigentlich auch recht. Das ist das Wichtigste! Meinen „Josie hilft“-Anstecker steckte ich jedenfalls in meinen Schulranzen – könnte ja schließlich sein, dass jemand mal Hilfe braucht, wenn kein Schulsanitäter zur Stelle ist!

Läusealarm
oder: Adieu! Auf Nimmerwiedersehen!

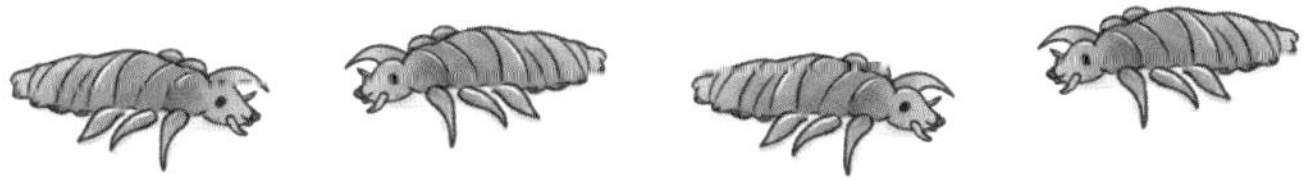

Seit ein paar Tagen wohnte Julie bei uns, eigentlich bei mir. Ihre Mama brauchte ein bisschen Ruhe, weil Julies kleine Zwillingsbrüder furchtbar quengelig waren und Julies Papa als Pilot mehrere Tage unterwegs war. Das war super!

An einem Nachmittag probierten wir gegenseitig aus, welche Frisuren uns am besten stehen. Wir machten Pferdeschwänze, wir föhnten nach innen oder außen, eben wie in einem Friseursalon. Julie war an der Reihe, mich zu frisieren, als sie plötzlich ganz still wurde.

„Was ist denn, Julie, irgendwas nicht in Ordnung?", fragte ich.

Sie sagt nichts, fasste mir an die Kopfhaut und zeigte mir wortlos ihren Finger.

„Was ist denn?", fragte ich. „Jetzt sag schon!"

„Schau mal genau. Könnte das …?" – „Du meinst eine Laus?"

Panik breitete sich in mir aus. „Bist du sicher, vielleicht Schuppen?"

Aber sie war sich sicher: „Ich hatte schonmal Läuse und die sahen genau so aus.“

Ein bisschen Panik konnte ich ihr jetzt auch schon anmerken. Ich sagte: „Weißt du was? Anton soll mal rüberkommen und sich die ansehen. Der kennt sich doch mit Tieren aus!“

Ich lief also zum Telefon und zwei Minuten später war Anton da. Julie hielt ihm ihren Finger hin und Anton meinte: „Sieht irgendwie aus wie eine Laus! Kommt! Wir nehmen sie mit und schauen unter meinem Mikroskop.“

Anton hat nämlich ein echtes Mikroskop, mit dem er alles Mögliche untersucht. Ich holte noch eine Küchendose, in der wir die Lausodernichtlaus mitnehmen konnten und rannten rüber.

Anton setzte sein Mikroskop in Gang, schaute ganz genau durch und erkannte sofort, was er sah: „Ganz klar! Eine Laus: Sechs Beine und dieser durchsichtige Körper und etwa so groß wie ein Sesamkorn, schaut mal.“

Julie schaute sich das interessiert an. Mir war nur schlecht – ich wollte aber trotzdem auch sehen, wie die aussah.

Anton fragte mich: „Von deinem Kopf, Josie?“

Ich nickte nur und er sagte: „Oh, oh!“.

Julie und ich rannten also wieder zurück, gleich in die Apotheke. Mama konnte das zwar nicht leiden – wie gesagt –, aber was sollte sie sagen bei Läusealarm. Als gerade keine Kunden in der Apotheke waren, fing ich an zu weinen:

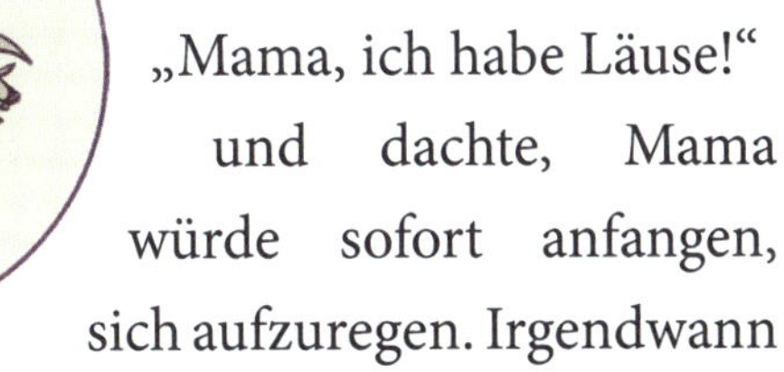

„Mama, ich habe Läuse!" und dachte, Mama würde sofort anfangen, sich aufzuregen. Irgendwann im Kindergarten hatten nämlich andere Kinder Läuse und das war ein Riesentheater.

Aber Mama blieb ruhig: „Jetzt geht ihr erstmal wieder nach oben und wir sehen später weiter."

Beim Abendessen kriegte ich kaum einen Bissen runter. Julie war ganz cool. Jo sagte nur: „Oh, oh!" als er von meinem Problem hörte. Mama wollte erstmal mit Julies Mutter sprechen, wie sie vorgehen wollten, und auch, um zu hören, ob sie Julie mitbehandeln durfte.

Nach einer Ewigkeit kam Mama wieder. „So ihr beiden, dann wollen wir mal den Läusen den Garaus machen."

Sie holte eine Packung Läusemittel aus der Apotheke, nahm uns mit ins Badezimmer, holte noch zwei Stühle, auf die wir uns setzen sollten, legte jedem ein Handtuch um und legte los: „Ich werde also euch beide behandeln, da es gut sein kann, dass die Laus von einem zum anderen gekrabbelt ist. Ich werde jetzt eine Lösung in eure trockenen Haare einmassieren. Nach der Einwirkzeit werde ich mit einem speziellen feinen Kamm Strähne für Strähne durchkämmen, um zu schauen, ob ich noch andere Läuse finde."

Das hörte sich gar nicht so schlimm an. Und während Mama dieses Zeug in unseren Haaren verteilte und diese dann ewig durchkämmte fand sie auf Julies Kopf keine einzige Laus, allerdings noch zwei auf meinem Kopf.

Ich fragte: „Wo kommen die denn her?“

Und Mama wusste: „Von irgendeinem anderen Kopf. Läuse können nicht fliegen und auch nicht springen. Sie krabbeln zu den Haarspitzen und dann eben auf einen anderen Kopf.“

Als Mama endlich fertig war, unsere Haare gewaschen und geföhnt waren, seufzte ich tief: „Und jetzt sind wir sie los.“

Aber Mama zerstörte gleich meine Hoffnung: „Wir kämmen jetzt nochmal an jedem dritten Tag durchs angefeuchtete Haar und behandeln an Tag 9 zur Vorsicht nochmal mit dem Läusemittel. Dann kämmen wir an Tag 13 noch einmal nass aus und erst dann war's das. Das Ganze dauert so lange, weil die Läuse nämlich auch noch 3–4 Eier pro Tag legen, die man anfangs möglicherweise nicht vollständig erwischt.“

Ich schwankte noch zwischen Beruhigung und Panik, als Mama sagte: „Ich muss in der Schule Frau Droste Bescheid sagen, weil ja auch andere Kinder befallen sein könnten. Aber das machen wir morgen. Jetzt müssen wir noch die Betten frisch beziehen und die Wäsche waschen.“

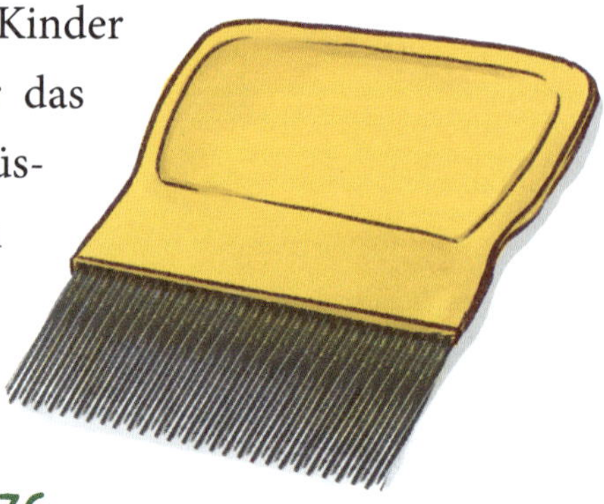

Am nächsten Morgen war ich sehr froh, dass ich zusammen mit Julie in die Schule gehen konnte. Als wir in das Klassenzimmer kamen, hing da ein Zettel an der Tür:

Liebe Kinder, liebe Eltern,
wir haben Fälle mit Kopfläusen in der Klasse. Es werden alle Familien gebeten, die Schüler auf Läuse hin zu untersuchen. Bitte die Anweisungen auf dem ausgeteilten Zettel genau befolgen.

Ich hätte im Erdboden versinken können. Zwar wurde mein Name nicht genannt, aber das würde schon noch rauskommen.

Natürlich gab es ein großes Geschrei, aber Frau Droste beruhigte uns: „Jetzt regt euch nicht auf! Das ist alles halb so wild. Ihr macht das alle so, wie es auf dem Zettel steht und die Sache ist vergessen."

Am Ende der Schulzeit wussten alle, bei wem die Läuse gefunden wurden. Meine Hoffnung, dass das Schlimmste nun vorbei war, löste sich in Luft auf, als nachmittags ständig das Telefon in der Apotheke klingelte, weil die Eltern sich erkundigen wollten, was nun zu tun sei. Oder sie kamen vorbei, um das Läusemittel zu kaufen. Ein paar waren auch bei Doktor

Hartmann gewesen, der ein Rezept für Läusemittel ausgestellt hatte.

Beim Abendessen gab es wieder kein anderes Thema. Jo grinste so blöde und kratzte sich ab und zu am Kopf. Echt frech, das macht man ja schon gar nicht beim Essen! Dann sagte Papa, dass es ihn auch schon jucken würde. Mama erzählte, dass sie von Julies Mama gehört hatte – die ist nämlich Französin –, dass es in Frankreich Spezialfriseure für Läuse gibt. Die würden die Biester in einer Wohlfühlumgebung mit einer Art Staubsauger oder besonders heißem Föhn entfernen.

Für unsere folgenden Läusebehandlungen klebte Mama also einen Zettel an unsere Badezimmertür, auf dem „Adieu“ geschrieben stand, sie stellte eine Duftlampe auf und es gab Kinderzeitschriften und Limonade.

Zum Schluss war ich richtig traurig, als nach Tag 13 die Läuse-Vernichtungs-Aktion vorbei war – und dennoch: Auf Nimmerwiedersehen!

Husten

oder: Josies Wunderhustenzuckerl

Eigentlich fing alles ganz harmlos an. Es war ein Sonntag, Mama und Papa waren zuhause, als Mama sagte: „Was ist denn, Josie? Du räusperst dich ja ständig. Hast du etwa Husten?“

„Nee, Mama, kein Husten. Keine Sorge!“, sagte ich.

Mama holte die leckeren Hustenbonbons, die ich auch ohne Husten mag, aber nicht darf, und machte eine große Kanne Früchtetee.

„Wollen wir schauen, dass das nicht schlimmer wird!“, sagte sie. Du gehst früh ins Bett, mit Wärmflasche und dann schauen wir mal.“

Irgendwie klang sie etwas besorgt. Ich wachte jedenfalls nachts auf und musste husten – trotz Tee, früh Zubettgehen und Wärmflasche. Es war aber nicht schlimm und ich schlief wieder ein.

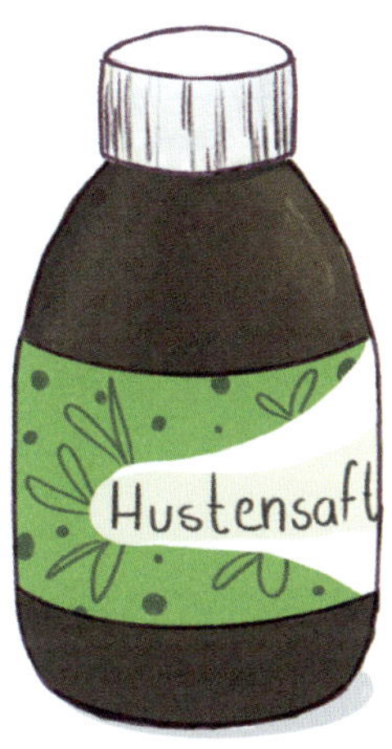

„Na, bist du okay?“, fragte mich Mama beim Frühstück. „Kannst du in die Schule gehen?“

„Klar“ antwortete ich, „alles okay!“

Dieses Hüsteln, wie Opa sagen würde, konnte mich nicht davon abhalten, in die Schule zu gehen. Dort musste ich dann aber richtig husten.

Erst fragte Julie, die neben mir sitzt: „Hast du Husten, Josie?“

Dann fragte Frau Droste, unsere Klassenlehrerin: „Hast du Husten, Josie?“ und fügte hinzu: „Wenn das bis morgen nicht besser wird, dann bleibst du aber zuhause. Erstens stört das, zweitens könntest du die anderen anstecken und drittens musst du doch schnell wieder gesund werden.“

Das fand ich ziemlich blöd. Denn dann war es mir jedes Mal ein bisschen peinlich, wenn ich husten musste – und das kam schon oft vor.

Als ich mittags nach Hause kam und traurig von dem Vormittag berichtete, tröstete mich Mama: „Ist doch nicht schlimm! Dann bleibst du eben ein oder zwei Tage zuhause und machst es dir gemütlich. Du wirst sehen, das geht schnell vorbei.“

Mama hat oft recht, wenn wir krank sind. Aber in diesem Fall hatte sie sich getäuscht – oder sie ahnte es schon und wollte es nicht sagen.

Der Husten wurde immer schlimmer, trotz Tee, Bett und Wärmflasche – sogar trotz Hustensaft. Man muss sogar sagen trotz Hustensäften. Es gibt nämlich verschiedene Hustensäfte: manche enthalten zum Beispiel Efeu, andere Thymian.

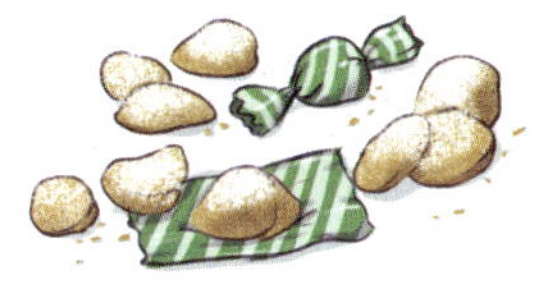

Mama sagt immer, dass man bei Husten nie weiß, was hilft und man deswegen ausprobieren muss. Wenn sich nach drei Tagen nichts bessert, dann müsse man sich was anderes einfallen lassen. Sie sagte, dass es bei Husten eigentlich häufig so ist, dass dieser trockene feste Husten nach ein paar Tagen in einen lockeren übergeht. Und so wäre das doch auch immer bei uns gewesen, das sei ja nicht der erste Husten, den wir überstanden hätten.

Aber dieser Husten war nicht wie sonst. Ich hatte schon zwei Hustensäfte durch – es half keiner. Da löste sich einfach nichts, der Husten blieb trocken. Zwischendurch gab's immer Tee, bis ich den nicht mehr sehen konnte und stattdessen literweise Wasser trank – ich wollte doch so sehr, dass der Husten verschwand.

Es war zwar gemütlich zuhause, wenigstens die ersten Tage. Aber der Husten nervte und mir tat der Bauch schon weh vom vielen Husten. Wir rieben meine Brust ein mit so einem stinkenden Zeug.

Mamas allerletzte Idee waren Brustwickel mit warmen zerstampften Kartoffeln. Stellt euch das mal vor: zerstampfte Kartoffeln gegen Husten! Mama war wohl schon am Verzweifeln. Was wir auch unternahmen – ich hustete. Es wurde nicht mehr schlimmer, aber auch nicht besser.

Es war wieder Montag, an Schule nicht mal zu denken und Mama sagte: „So, jetzt gehen wir zu Doktor Hartmann."

Der schaute mir in den Rachen und horchte mich ganz gründlich ab, vorne und hinten, und sagte: „Ich höre glücklicherweise wirklich nichts Ernstes in der Lunge. Man hört, dass da ein bisschen Schleim ist und er auch ziemlich tief sitzt. Aber man kann da nichts machen außer Abwarten und Tee trinken."

Und dann lachte er: „Du sitzt ja glücklicherweise an der Quelle."

Wir gingen also wieder nach Hause, schon ein bisschen beruhigter.

Als ich Jo erzählte, was unser Kinderarzt gesagt hatte, meinte er nur: „Jaja, abwarten und Tee trinken. Und wenn das nicht hilft, mit der Teekanne werfen."

Ich fand das nur mittelwitzig. Aber ich trank nun wieder Tee, zweimal am Tag, mit Honig. Honig kann nämlich gerade bei so einem trockenen Husten helfen – und Geduld! Eigentlich habe ich meistens keine Geduld, aber ein bisschen lernte ich das bei diesem Husten.

Und dann hatte Mama sich eine Überraschung ausgedacht: „Josie, du darfst jetzt selbst Hustenbonbons machen – so wie das früher in Apotheken gemacht wurde."

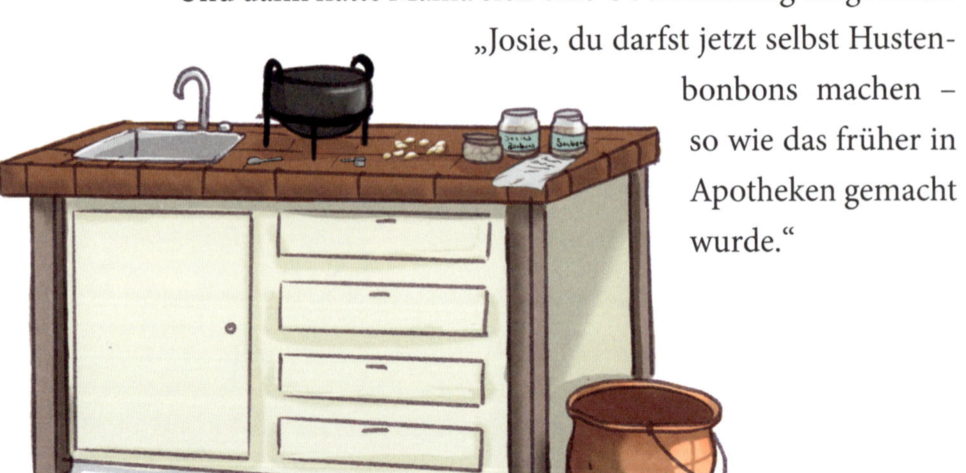

Wir gingen also in das Apothekenlabor. Zunächst überlegten wir, was in den Bonbons drin sein sollte und entschieden uns für Honig, Thymiantee und Zitronensaft. Wir erhitzten die Zutaten mit Zucker vorsichtig, wobei Mama die ganze Zeit aufpasste, dass ich mich ja nicht verbrenne. Wir hielten ein Thermometer in die heiße Masse und bei 160 Grad – wow, so heiß!!! – gaben wir dann die Mischung löffelweise auf ein Backblech mit Backpapier und warteten bis sie abkühlte und hart wurde. Zum Schluss wälzten wir die Bonbons noch in Puderzucker, damit sie nicht aneinanderkleben. Mama hatte schon kleine Gläschen vorbereitet, in die wir die Bonbons nach dem Abkühlen füllten, mit Etiketten, auf denen stand:

Josies Wunderhustenzuckerl

„Können wir die jetzt auch in der Apotheke verkaufen?", fragte ich.

„Nein, das können wir nicht", sagte Mama. „Aber wenn jemand, den wir kennen, Husten hat, dann werden wir ab sofort diese Hustenbonbons liefern."

Ob es an meinen Superbonbons lag oder einfach daran, dass ich genug Geduld gehabt hatte – der Husten verschwand nach und nach. Und nach insgesamt zwei Wochen zuhause durfte ich dann auch wieder in die Schule gehen.

Der Einhorn(-Apotheken)-Geburtstag
oder: Echt jetzt?

Charlie, Anton, Julie und ich trafen uns nach den Hausaufgaben bei Fritzi und quatschten. Irgendwie kamen wir auf meinen Geburtstag in zwei Wochen und die anderen wollten wissen, ob es denn schon ein Motto gäbe für die Feier.

Bevor ich etwas sagen konnte, hatte Charlie sofort einen Vorschlag: „Wenn man in einer Einhorn-Apotheke wohnt, dann muss man auch einen Einhorn-Geburtstag feiern!"

Fritzi und Julie fingen sofort aufgeregt an, zu überlegen, was man da machen könnte. Anton sagte gar nichts und ich war genervt: „Oh nee, das ist ja echt für Babys. So mit Glitzer und Regenbogen, das nervt doch total."

Aber Charlie fand: „Alle feiern Einhorn-Geburtstage und bei dem Namen eurer Apotheke musst du das einfach machen!"

Anton meinte: „Was soll das denn überhaupt sein, ein Einhorn? Das gibt's doch gar nicht in echt! Das ist gar kein Tier, das ist nur Fantasie."

Ich wusste es auch nicht, ich hatte darüber noch nie mit Mama

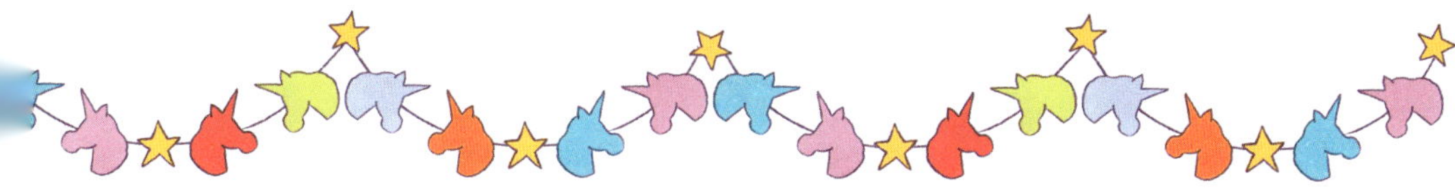

gesprochen – komisch eigentlich, bei dem Namen unserer Apotheke.

„Mal sehen, aber versprechen kann ich nichts." So versuchte ich, erstmal Zeit zu gewinnen.

Klar, dass das beim Abendessen besprochen werden musste. „Mama, warum heißt eigentlich unsere Apotheke Einhorn-Apotheke?", fragte ich.

Mama ahnte noch nichts Böses. Sie glaubte wohl, dass die Angelegenheit erledigt sei, wenn sie sagte: „Keine Ahnung, die heißt irgendwie schon immer so. Seit dein Urururgroßvater sie so genannt hat. Aber wir können mal Opa fragen."

Dann fiel ihr ein, dass ich so etwas nie einfach so fragen würde: „Wieso willst du das denn plötzlich wissen?"

„Ich werde nämlich zu meinem Geburtstag eine Einhorn-Party geben, aber ohne Glitzer und Regenbogen", erklärte ich.

Jo fing an, sein Gesicht zu verziehen: „So mit Einhorn-Pups und Rosalila-Gedöns, na super!"

Papa stöhnte.

„Mama, was ist denn überhaupt ein Einhorn und warum finden das alle so toll?", versuchte ich vernünftig zu fragen.

„Das ist kompliziert", meinte Mama, „besprich das doch morgen mit Opa. Der kommt morgen Nachmittag sowieso vorbei."

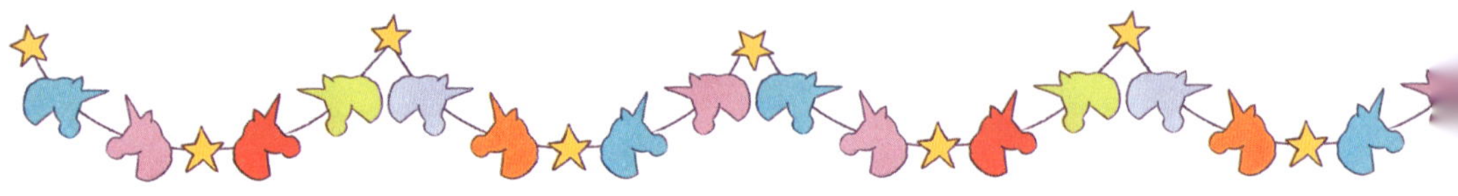

Opa war noch nicht ganz im Wohnzimmer, da überfiel ich ihn schon mit meinen Fragen.

„Josefine, nun mal langsam – zunächst mal die Sache mit dem Namen unserer Apotheke: Vor über 200 Jahren wurde die Apotheke unter diesem Namen gegründet. Gerne benutzte man als Namensgeber für Apotheken Tiere – starke wie Löwen oder Bären – oder ungewöhnliche wie Einhörner.

Einhörner gibt es aber gar nicht und es gab auch nie welche. Und trotzdem hatten Menschen angeblich welche gesehen und davon berichtet. Sie zeichneten eine Art Pferd mit einem langen gedrehten Horn auf der Stirn – genauso wie das Einhorn draußen vor der Apotheke aussieht. Aber die Zeichnungen reichten nicht: man brauchte einen Beweis, am besten ein Horn. Da fand man lange Stoßzähne von einem Wal, der in den eiskalten arktischen Meeren vorkommt. Das lange Horn war, wie du dir vorstellen kannst, ziemlich eindrucksvoll – und zudem sehr selten. Solchen Hörnern wurde auch nachgesagt, dass sie besondere Heilwirkungen hätten. Das war eine Kombination, mit der man richtig viel Geld verdienen konnte. Apotheker zerrieben die Hörner und verkauften sie als Einhorn-Pulver. Manchem hat es vielleicht geholfen, aber viele Kranke haben unnötig Geld ausgegeben. Und auch, wenn man natürlich so etwas nicht mehr verkauft, ist der Name unserer Apotheke trotzdem geblieben.“

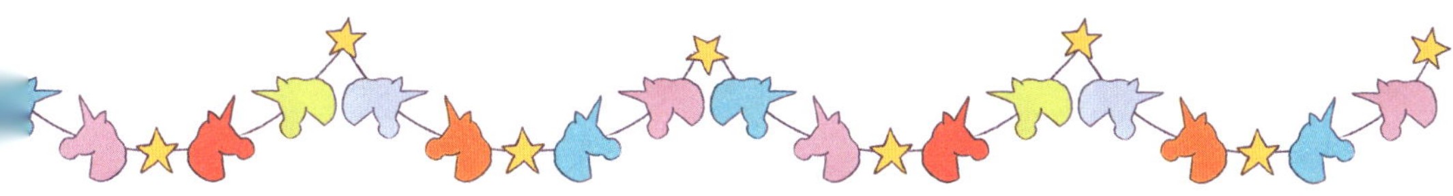

Das war also die Einhorn-Vergangenheit.

„Aber Opa, warum sieht man sie jetzt überall?“, wollte ich dann doch gerne wissen.

Opa sagte: „Das ist schwer zu sagen. Weil es sie nicht wirklich gibt, muss man halt daran glauben. Und dann kann man hoffen, dass zusammen mit den Einhörnern, diesen Wunderwesen, am Ende wie im Märchen alles gut wird.“

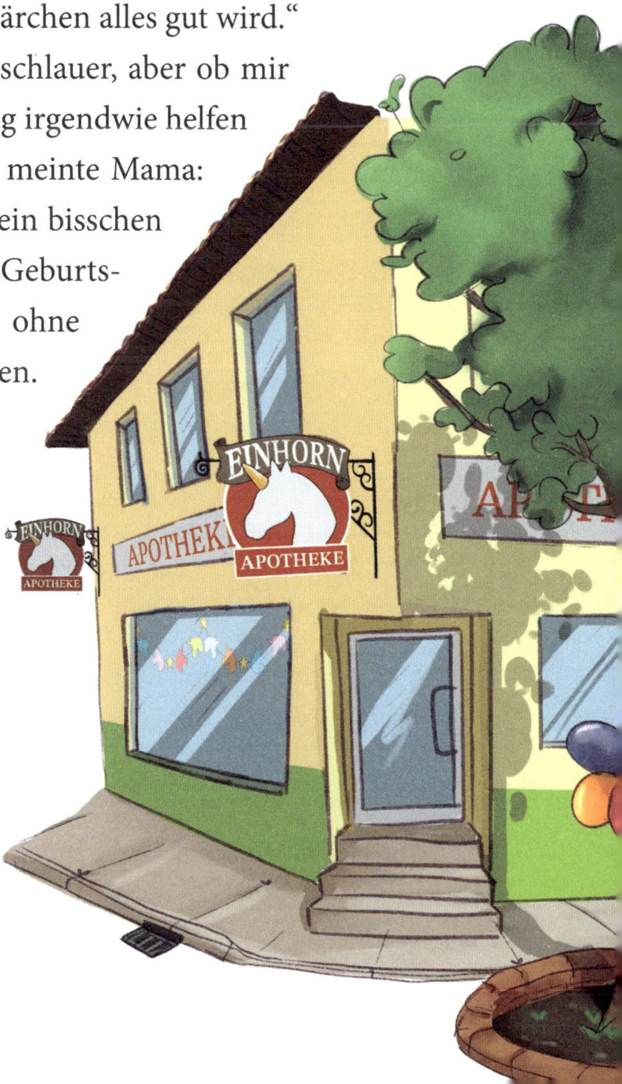

Danach war ich schon schlauer, aber ob mir das bei meinem Geburtstag irgendwie helfen würde? Am nächsten Tag meinte Mama: „Also Josie, ich habe mal ein bisschen nachgedacht über deinen Geburtstag und über Einhörner ohne Glitzer und Regenbogen. Was hältst du denn davon, wenn wir zusammen Einhorn-Pulver herstellen in unserem Apothekenlabor, also Brausepulver? Anschließend könntet ihr Papp-Einhörner bemalen. Und zum Schluss machen wir noch ein Detektiv-

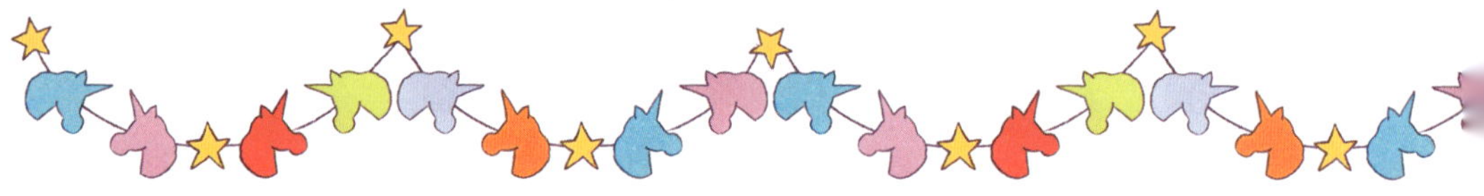

spiel in der Apotheke. Uns ist nämlich zu Ohren gekommen, dass jemand das goldene Horn von unserem Einhorn draußen rauben will.“

Ich fand, dass sich das sehr gut anhörte.

Mein Geburtstag war ganz toll: Wir machten Einhorn-Pulver aus Zitronensäure, Backpulver, Puderzucker und Wackelpuddingpulver. Die Mischung füllten wir in schöne Apothekengläser, die wir beschrifteten. Wir bemalten die Pappeinhörner und mussten viele Aufgaben lösen (dass wir gute Detektive sind, wisst ihr ja schon) bis klar war, wer unser Apotheken-Einhorn-Horn rauben wollte: Es war Heiner. Sozusagen als Wiedergutmachung spendierte er uns in seiner Küche Burger zum Abendessen.

Mein bemaltes Einhorn stellte Mama ins Schaufenster neben einem großen Glas mit Einhorn-Pulver und einem alten Buch mit einer Einhorn-Abbildung. Mama erklärte mir, dass es auch heute noch Arzneimittel gibt, die aussehen wie wirksame Arzneien und doch nichts enthalten außer Zucker, Zitronensäure, Natron und Farbstoff – und doch wirken – oder auch nicht. Man muss manchmal eben daran glauben, wie an ein Einhorn.

Mama ist krank
oder: Was ist eine AUA?

Ich wusste schon, dass etwas nicht stimmte als mein Wecker klingelte. Mama weckt mich immer, wirklich immer, bevor er klingelt. Aber eben nicht an diesem Morgen.

Und dann hörte ich auch schon unten die Haustüre aufgehen und Opa rufen: „Guten Morgen, ich bin's!"

Jetzt klingelten meine Alarmglocken. Was sollte das denn? Opa kam nie um diese Zeit. Und – wo war Mama?

Ich überlegte: gestern Abend war doch alles ganz normal. Mama und Papa waren zum Abendessen in ein Restaurant gegangen, aber sie hatten noch Gute Nacht gesagt. Papa hatte noch gesagt, dass er ganz früh los müsse zu einem Kunden und erst in zwei Tagen wiederkäme. Sie hatten nicht erwähnt, dass am nächsten Morgen irgendetwas besonders wäre. Mittlerweile war Opa die Treppe heraufgekommen und kam auch direkt in mein Zimmer.

„Mama ist krank", erklärte er mir. „Sie hat mich schon in aller Frühe angerufen und mich gebeten, herzukommen, um euch Frühstück zu machen. In der Apotheke muss ich sie auch vertreten."

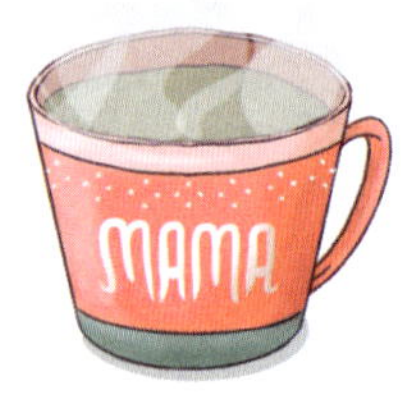

„Aber was hat sie denn?“, fragte ich ziemlich entsetzt.

„Sie sprach von Magen-Darm“, sagte Opa. „Sie hat sich heute Nacht wohl mehrfach übergeben und Durchfall hat sie auch. Hast du nicht gehört, dass sie ständig auf der Toilette war?“

Nee, hatte ich nicht.

Ich musste Mama jedenfalls sofort sehen: „Was machst du denn für Sachen, Mama?“

Mama lächelte etwas gequält: „Geht schon, Josie. Mach dir keine Sorgen. Das wird schon wieder. Aber heute kümmert sich Opa um euch. Mittags dürft ihr zu Heiner und Anton zum Mittagessen gehen und abends geht’s mir bestimmt schon besser. Du hattest doch auch schon mal Magen-Darm, Josie. Du weißt doch, wie das ist.“

Ich erinnerte mich, das war doppeltblöd gewesen. Einmal, weil mir so schlecht war und zum anderen, weil ich Charlies Geburtstagsfeier verpasst hatte. Ich erinnere mich noch an … an Tee, an Kamillentee! Ich flitzte also in die Küche und stellte den Wasserkocher an. Ich goss die Teebeutel auf und brachte Mama eine große Tasse ans Bett.

„Oh Josie“, sagte sie. „Du bist ja ein Engel. Was du schon weißt! Kamillentee ist jetzt genau das richtige.“

Opa staunte nicht schlecht. Das hat er wohl nicht gedacht, dass ich mich auskenne:

„So Josie, du ziehst dich jetzt aber erstmal an. Ich gehe Jo wecken und dann geht ihr aber in das kleine Bad oben. Wir wissen nicht, ob Mama euch anstecken könnte. Danach frühstücken wir und dann geht ihr in die Schule. Ich mach das hier schon."

„Aber du, Opa, machst Mama eine Wärmflasche, bringst ihr nochmal Tee, vielleicht zur Abwechslung mal Pfefferminztee. Später wäre Zwieback gut und vielleicht noch etwas später etwas Brühe und eine zerquetschte Banane. Oder du machst Möhrenbrei. Und du schaust nach ihr!" Ich zählte alles auf, was helfen könnte.

Jo unterbrach mich: „Jetzt mach mal langsam, Opa wird das schon machen. Er weiß schon, was zu tun ist."

Jo machte sich wohl gar keine Sorgen. Aber ich wollte, dass Mama ganz schnell wieder gesund wird.

Ich mag das nicht, wenn sie krank im Bett liegt. Ist das überhaupt schon mal vorgekommen? Ich konnte mich zumindest nicht daran erinnern. In der Schule war ich richtig unruhig, konnte mich gar nicht konzentrieren. Was, wenn es Mama schlechter ging? Was, wenn sie ins Krankenhaus müsste? In meinem Kopf spielten sich Katastrophen ab, bis ich mich zwang, erstmal ruhig zu bleiben. Als ich nach der Schule nach Hause kam, lag Mama immer noch im Bett und sah sehr blass aus. Neben ihrem Bett standen Tee und jede Menge Tablettenpackungen. Das sah aus wie in einer Apotheke: Tabletten gegen

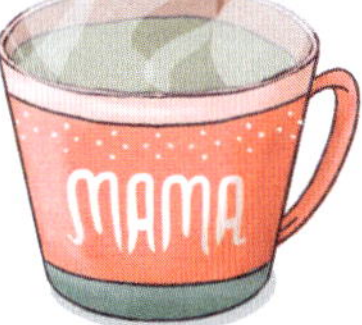

Durchfall, gegen Bauchkrämpfe, gegen Erbrechen, dann noch welche, um dem Darm wieder zu helfen, normal zu arbeiten und Beutel mit einer Zucker-Salz-Mischung.

„So schlimm?", fragte ich.

„Nein, Opa hat nur alle Arzneimittel hochgebracht, falls ich sie brauchen würde. Aber eingenommen habe ich bisher nur diese Zucker-Salz-Mischung, die ich aufgelöst habe. Ich will nämlich erstmal warten, ob das nicht auch ohne diese vielen Medikamente geht. Ist zwar gut, alles hier zu haben, aber besser wäre es, wenn ich die Packungen zulassen könnte. Eigentlich brauche ich nur etwas Ruhe. Und ein bisschen besser ist es auch schon, mir ist jetzt vor allem schlecht und essen mag ich gar nichts."

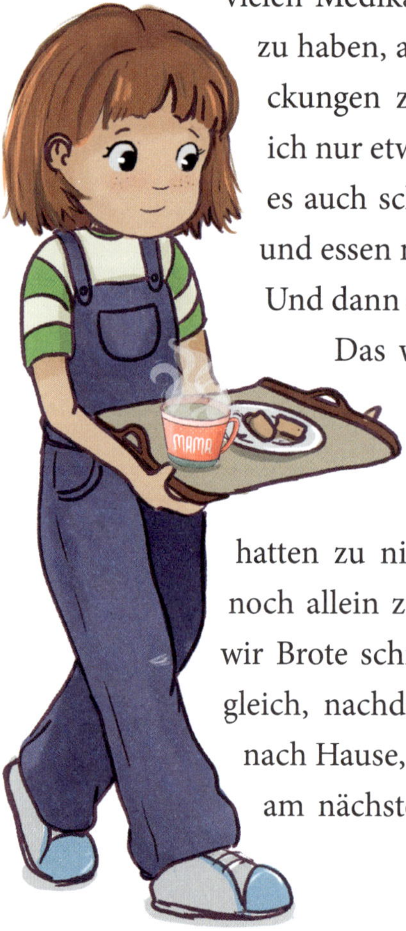

Und dann schlief sie schon fast wieder.

Das war dann ein trauriger Nachmittag. Jo machte sich nun auch Sorgen. Ab und zu schauten wir bei Mama vorbei, aber sie schlief meistens. Wir hatten zu nichts Lust. Dann mussten wir auch noch allein zu Abend essen, was bedeutete, dass wir Brote schmieren mussten. Opa ging nämlich gleich, nachdem die Apotheke schließen durfte, nach Hause, um sich auszuruhen, weil er ja wohl am nächsten Tag wieder herkommen musste.

Wir sagten Mama leise Gute Nacht. Immerhin hatte Papa versprochen, am nächsten Tag wieder zurückzukommen.

Ich hatte abends meinen Wecker gestellt und noch dreimal geschaut, ob ich ihn auch wirklich gestellt hatte, weil ich ja damit rechnete, wieder alleine aufstehen zu müssen.

Aber am nächsten Morgen kam Mama in mein Zimmer. Der Wecker hatte noch nicht geklingelt. Ich war noch nicht dazu gekommen, nachzudenken, was das jetzt bedeuten würde, da sagte sie: „Guten Morgen! Alles in Ordnung?“

Ich dachte kurz nach: „Mir geht es gut, aber wie geht es dir, Mama?“

Und Mama antwortete: „Viel besser, ich bin noch ein bisschen schwach, aber der ganze Rest ist verschwunden. Heute Morgen kommt Opa nochmal, aber heute Nachmittag kann ich mich selber wieder um die Apotheke kümmern.“

Ich war vielleicht erleichtert!

Mama war zwar die nächsten Tage noch etwas erschöpft, vor allem nach der Arbeit, aber bald war sie wieder richtig gesund. Ich war so froh, dass das so schnell vorübergegangen ist und sagte zu ihr: „Mama, wenn Mamas oder Papas krank sind – dann ist das eine **AUA**.“

„Was bitte soll das denn sein?“, fragte Mama.

„Eine **A**ußerordentlich **U**nerfreuliche **A**ngelegenheit!“, antwortete ich.

Eine Gruselgeschichte zu Halloween
oder: Der Blutsauger

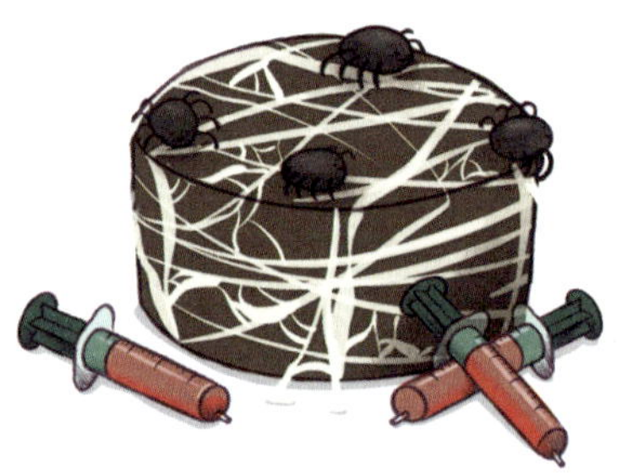

Zu Halloween veranstalteten wir bei uns eine kleine Party. Jo und ich hatten unsere besten Freunde einladen dürfen. Mit Gläsern aus dem Apothekenlabor und Leuchtfarben hatten wir eine super passende Deko gezaubert. Alle hatten sich verkleidet und etwas Gruseliges zum Essen mitgebracht. Das allerschaurigste war ein Schokokuchen, den Ivanka gebacken und mit Spinnweben aus Marshmallows überzogen hatte. Darauf hatte sie Schokospinnenkörper gesetzt. Charlie hatte Spritzen mit Kirschsaft mitgebracht, die echt wie Blut aussahen.

Es war so richtig düster-schön – bis Anton meinte, jetzt mal eine echte Gruselgeschichte erzählen zu müssen. Er betonte, dass es eine wirklich echt selbst erlebte sei.

„Stellt euch mal vor: Vor ein paar Wochen wurde Flöckchen von einer echten Blutsauger-Spinne angegriffen. Die hatte wohl extra im Gebüsch gewartet, vielleicht sogar schon

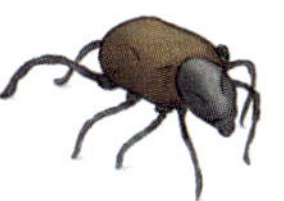

ein Jahr lang. Und dann riecht sie Flöckchen als wir da vorbei spaziert kamen – nutzt ihre Chance, krallt sich fest und sticht ziemlich schnell zu. Und dann zapft sie Flöckchens Blut an, saugt es ab und wiegt nachher hundert Mal mehr wie vorher.“

Mir wurde schlecht, Julic und Charlie sahen auch schon ganz komisch aus. Nur die Jungs – und Fritzi – hörten ganz gespannt zu. „Ja, und, wie ging das weiter?“, wollte sie wissen.

Anton sagte: „Ich habe das ja erst gar nicht gemerkt.“

„Wie, du hast das gar nicht gemerkt? Wenn da ein Blutsauger so viel Blut abzapft, dann musst du das doch merken.“

Anton erzählte: „Abends habe ich dann Flöckchen untersucht. Ich weiß nämlich, dass so etwas passieren kann. Und dabei habe ich den Blutsauger gefunden. Der war richtig vollgesaugt mit Blut.“

Keiner sagte etwas. Ich dachte nur, dass Flöckchen das ja wohl überlebt hatte, sonst hätte ich das schon mitbekommen. So schlimm konnte es also nicht gewesen sein.

„Ja und dann?“, fragte Max.

„Tja, dann habe ich eine Pinzette geholt und das Biest entfernt“, erklärte Anton. „Das muss man vorsichtig machen, weil sonst ein Teil in der Haut verbleiben kann. Ich habe den Blutsauger dann in ein Glas mit Alkohol gelegt, auch um ihn abzutöten. Ich möchte ihn nämlich noch dem Tierarzt zeigen. Soll ich das Glas mal holen?“

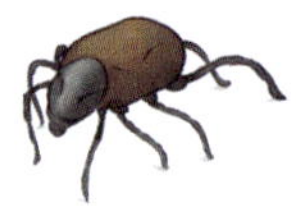

Anton rannte zur Garderobe und war auch gleich wieder da, mit dem eingelegten Blutsauger. Ich hatte echt Angst vor dem Anblick. Zunächst sahen wir nichts. Und dann so einen grauen Punkt.

Ich war etwas enttäuscht: „Was soll das denn bitte sein?", fragte ich.

Und Anton sagte ganz cool: „Darf ich vorstellen: der Gemeine Holzbock! Auch bekannt als Zecke. Und damit ihr es wisst: Zecken saugen nicht nur an Hunden, sondern auch an Menschen."

Dieses kleine Tier sollte so enorme Dinge tun? Kaum vorstellbar. Wir mussten uns alle erstmal erholen von dem Schreck. Aber dann aßen wir weiter an unserem Stück Spinnenkuchen. Allerdings sahen die Schokoladenspinnenkörper für mich jetzt wie Zeckenkörper aus. Richtig Hunger hatte ich nicht mehr. Und auf Kirschsaft in Spritzen konnte ich auch verzichten.

Als die anderen später nach Hause gegangen waren, half uns Mama beim Aufräumen. Da musste ich sie dann sofort ausfragen, ob das denn auch alles stimmt, was Anton erzählt hat. Ich wiederholte all die schrecklichen Einzelheiten und Mama bestätigte alles.

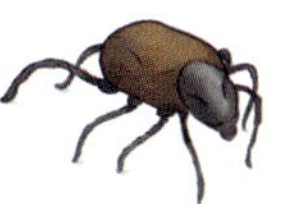

Jo meinte zu mir: „Gehst du denn jetzt überhaupt noch nach draußen, wo die Gefahr überall lauert?“

Gar nicht witzig! Ich fand das schon erschreckend.

Aber Mama beruhigte mich: „Überleg doch mal, wie häufig du schon draußen warst, im Gras gespielt hast und im Wald spazieren gegangen bist. Noch nie hast du dir eine Zecke eingefangen. Bei Hunden passiert das schon eher, weil sie häufiger durchs Gebüsch streifen.“

Obwohl ich eigentlich schon bedient war, erklärte Mama immer weiter: „Das eigentlich Gefährliche an den Zecken ist gar nicht, dass sie Blut saugen. Denn die Zecke spuckt beim Saugen für sie unverdauliche Nahrungsreste in den Hund oder den Menschen zurück. Das allein ist auch nicht gefährlich, aber dadurch kann sie Krankheitserreger übertragen und die können dann Hunde und Menschen wirklich krank machen.“

„Oh Mama, jetzt reicht's mir aber wirklich für heute!“, sagte ich. Das war genug für einen Tag. Das war ein echt gruseliger Halloweenabend.

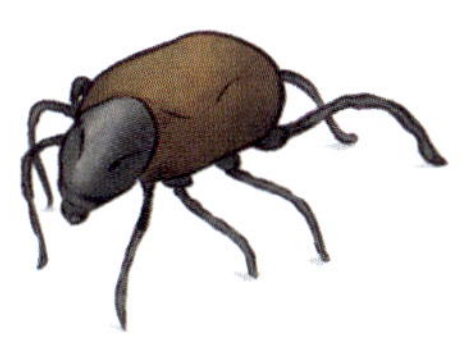

Schlafstörungen
oder: Schäfchenzählen für Fortgeschrittene

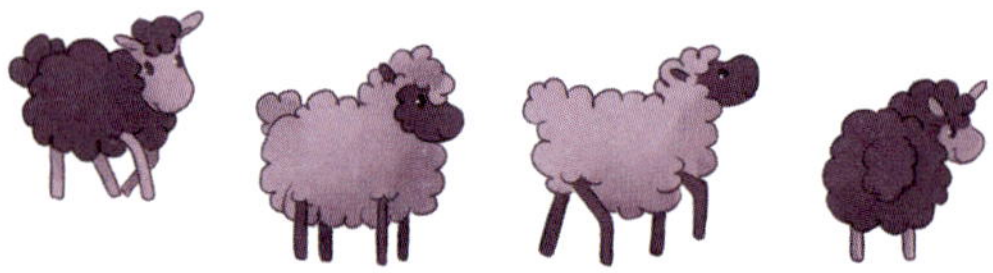

Ich weiß nicht, woran es eigentlich lag, ich konnte jedenfalls nicht schlafen. Nicht gar nicht schlafen, aber es dauerte ewig, bis ich einschlief. Ich stand noch dreimal auf, nachdem ich ins Bett gegangen war. Zunächst holte ich mir ein Glas Wasser. Dann sagte ich Mama und Papa noch zweimal „Gute Nacht". Aber wenn ich wieder im Bett war, musste ich an schreckliche Riesenzeckenmonster denken. Immerhin ließen die sich vertreiben, wenn ich das Licht anmachte. Eigentlich war das albern, aber ich konnte irgendwie nichts machen. Irgendwann schlief ich dann aber doch ein.

Am nächsten Abend dachte ich nur kurz an die Riesenzecken, schlief aber sofort ein, weil ich so kaputt war vom Schwimmen am Nachmittag.

Aber am darauffolgenden Abend ging das wieder los. Diesmal ging ich gleich zu Mama: „Mama, ich kann nicht einschlafen!"

Mama nahm mich fest in den Arm. Dann schlug sie vor: „Ich mach dir ein bisschen heiße Milch mit Honig und danach kannst du bestimmt gut schlafen."

Mama hat meistens recht, auch dieses Mal. Eigentlich mag ich keine warme Milch, aber wenn sie hilft? Mama brachte mich ins Bett, blieb noch einen Moment bei mir und ich hörte nicht mal, wie sie aus dem Zimmer ging.

Das Problem blieb. An manchen Abenden war ich sofort weg, an anderen dauerte es manchmal stundenlang. Dabei kamen die Zeckenmonster gar nicht mehr vorbei in meinem Kopf. Mit denen hatte ich abgeschlossen. Aber trotzdem konnte ich nicht einschlafen. An diesen Abenden ging ich immer zu Mama, auch wenn sie schon im Bett lag. Manchmal durfte ich in ihrem Bett übernachten, aber das war ja nun wirklich auch keine Lösung! Das war ja was für Babys!

Mal las ich noch ein bisschen, mal versuchte ich es mit Milch mit Honig. An so einem Abend sagte Mama: „Sag mal Josie, hast du denn vor irgendetwas Angst? Oder ärgert dich jemand? Oder ist etwas in der Schule?“

Aber mir fiel nichts ein. Mir war einfach nur schlaflos zumute. „Vielleicht habe ich Angst, dass irgendetwas Schlimmes passiert“, sagte ich dann aber doch. „Aber vor was, weiß ich auch nicht.“

Und dann weinte ich ein bisschen – warum, wusste ich auch nicht. Mama drückte mich ganz fest und meinte: „Das geht mir auch manchmal so. Es ist ja auch schwierig: Die Zukunft ist immer ungewiss, wir wissen nicht, was kommt. Aber wir wissen, dass wir uns auf uns verlassen können. Was auch immer geschieht, uns fällt schon etwas ein! Dir, mir, Papa und Jo.“

„Und Opa“, fügte ich hinzu.

„Stimmt“, sagte sie, „auch auf Opa können wir uns immer verlassen. Heute darfst du nochmal bei mir schlafen, aber morgen machen wir einen Plan.“

Am nächsten Nachmittag war Opa extra gekommen, um Mama zu vertreten, damit sie mal in Ruhe mit mir sprechen konnte. Mama half mir dann, einen Zwölfpunkteschlafplan aufzuschreiben, der ab sofort gelten sollte – und zwar so lange, bis die Einschlafprobleme ganz und gar verschwunden waren:

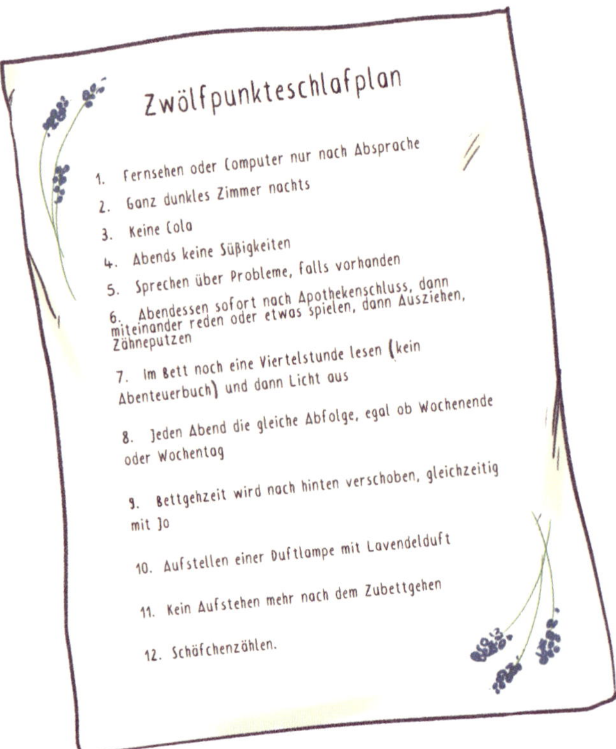

Zwölfpunkteschlafplan

1. Fernsehen oder Computer nur nach Absprache
2. Ganz dunkles Zimmer nachts
3. Keine Cola
4. Abends keine Süßigkeiten
5. Sprechen über Probleme, falls vorhanden
6. Abendessen sofort nach Apothekenschluss, dann miteinander reden oder etwas spielen, dann Ausziehen, Zähneputzen
7. Im Bett noch eine Viertelstunde lesen (kein Abenteuerbuch) und dann Licht aus
8. Jeden Abend die gleiche Abfolge, egal ob Wochenende oder Wochentag
9. Bettgehzeit wird nach hinten verschoben, gleichzeitig mit Jo
10. Aufstellen einer Duftlampe mit Lavendelduft
11. Kein Aufstehen mehr nach dem Zubettgehen
12. Schäfchenzählen.

Jo meckerte zwar ein bisschen. Er fühlte sich nämlich älter, wenn er noch aufbleiben durfte und ich schon ins Bett musste. Außerdem gefiel ihm gar nicht, dass es keine Wochenend-Ausnahmen gab. Aber er fand sich damit ab, weil er merkte, dass ich ein bisschen Hilfe benötigte.

Den ersten Abend des Tages mit den Schlafregeln zählte ich 138 Schäfchen. Das waren viele und die Wiese war ziemlich voll. Ich merkte, wie der Lavendelduft mich entspannte.

In der nächsten Nacht waren es nur 87 Schäfchen und in der übernächsten viel weniger – ich kann nicht genau sagen, wie viele.

Die Schlafschwierigkeiten verschwanden, ziemlich schnell sogar. Bald waren sie kein Thema mehr. Über die Schlafregeln sprach keiner mehr und am Wochenende gab's wieder Ausnahmen. Manchmal ließ ich mir von Mama den Lavendelduft anmachen. Und manchmal fand ich mich beim Einschlafen auf einer schönen grünen Wiese mit hunderttausend lila Schafen wieder.

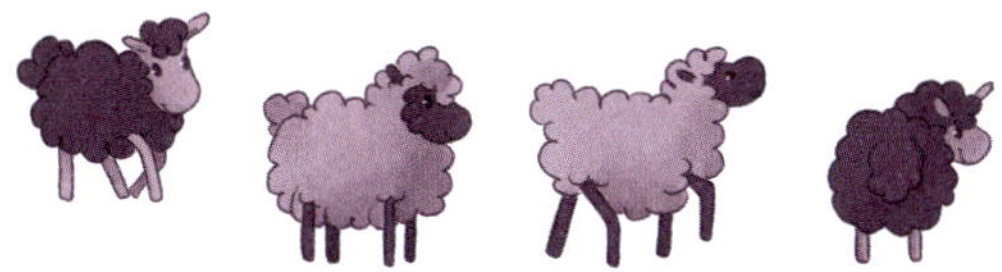

Ho-mö-o-pa-thie
oder: Ähnlichkeitskügelchen

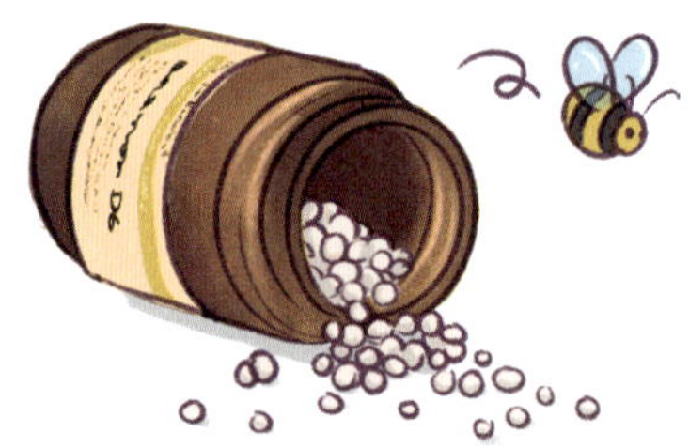

Julie, Charlie, Fritzi und ich standen auf dem Pausenhof zusammen und überlegten, was wir nachmittags zusammen machen wollten. Da kam Theresia zu uns und fragte, ob sie mitkommen könnte. Wir hatten nichts dagegen, sollte sie halt. Ein bisschen überrascht waren wir aber schon, denn Theresia mag eigentlich nie mit uns spielen Wir verabredeten uns zum Spielenachmittag bei mir. Es regnete nämlich schon den ganzen Tag. Bei uns gab es immer Tee und Kekse und es war ziemlich gemütlich.

Wir spielten also den ganzen Nachmittag, gingen zwischendurch in die Küche, spielten weiter und es war eigentlich ganz nett mit Theresia. Unten hörte man immer die Klingel von der Apothekentür, wenn ein Kunde rein oder raus ging. Wir lachten immer ein bisschen, wenn es wieder klingelte, und stellten uns vor, was die Leute so für Probleme haben könnten: Fußschmerzen, Halsschmerzen, Knieschmerzen, Ohrenschmerzen.

Wir gingen den ganzen Körper durch und jemand sagte: „Herzschmerzen!“ – wir lachten mehr und mehr – bis Theresia sagte: „Meine Mutter hat gesagt, dass deine Mutter Kügelchen verkauft, die nichts als Zucker enthalten, aber richtig Geld kosten und nicht wirken.“

Alle schauten mich an und ich wusste gar nicht, was ich sagen sollte. Sie hatte wohl nur auf diesen Moment gewartet, in dem sie mir die Meinung ihrer Mutter unter die Nase reiben konnte. Ich war nur einen Moment still und beschloss, nichts dazu zu sagen und die anderen sagten auch kein Wort.

Ich schlug stattdessen vor: „Kommt, wir spielen noch eine Runde!“

Das taten wir, bis Nachhausegehenszeit war.

Mama hatte die Apothekentür noch nicht ganz abgeschlossen, da platzte ich schon los mit Theresias Vorwurf.

„Mama, wie kann sie denn so etwas sagen?“, fragte ich weinerlich.

„Nun mal ganz langsam, Josie. Wir essen jetzt erstmal in aller Ruhe zu Abend und dann erkläre ich dir, was sie gemeint haben könnte“, beruhigte mich Mama.

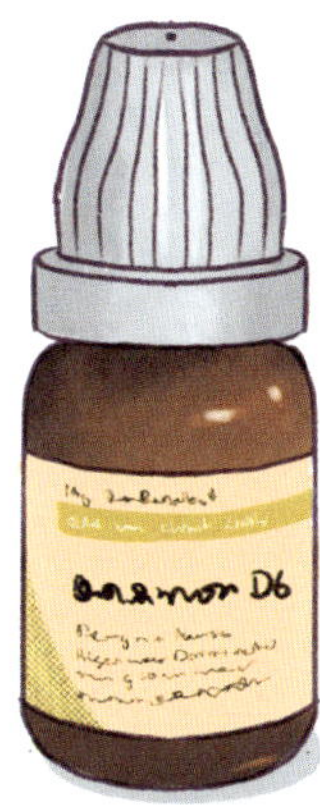

Anscheinend hatte sie so etwas schon mal gehört, ganz unvorbereitet war sie jedenfalls nicht.

Nach dem Abendessen erklärte sie mir dann: „Bestimmt hat ihre Mama die Ho-mö-o-pa-thie gemeint. Ein wirklich schwieriges Wort! Nicht mal Jo weiß, wie man das schreibt. Die hat ein Arzt vor über zweihundert Jahren erfunden, zu einer Zeit, als viele Ärzte etwas ratlos waren, wie man Kranke behandeln sollte. Und dieser Arzt, mit Namen Hahnemann, entwickelte Arzneimittel, die auf einer Art Idee beruhten, Ähnliches mit Ähnlichem zu behandeln."

Da kam ich irgendwie nicht ganz mit.

Aber Mama erklärte weiter: „Doktor Hahnemann nahm zum Beispiel das Gift der Honigbiene. Das ist ja an sich giftig. Aber er verdünnte es mit Zucker. Er verdünnte diese Mischung wieder und wieder. Und er verordnete sie bei … Bienenstichen. Also Ähnliches für Ähnliches. Er behandelte so mit vielen anderen verdünnten Stoffen jede Menge Patienten. Er verordnete ihnen diese in Form von kleinen Kügelchen, den Globuli. Damit hatte er großen Erfolg. Er schrieb Bücher, sodass auch andere Ärzte diese Behandlung lernen konnten. Und die wiederum heilten damit noch mehr Menschen, sodass es immer mehr ho-mö-o-pa-thische Arzneimittel gab. Und die haben sich bis heute gehalten. Es gibt nur ein Problem: Viele Menschen und auch Ärzte finden, dass es einfach nur Zucker ist und dass diese ganze Ähnlichkeitsidee Blödsinn ist."

„Dann ist das wie mit dem Einhorn-Pulver", fragte ich?

„Eher nicht", sagte Mama, „denn der Bienengiftzucker

enthält noch eine Minimenge Bienengift. Dagegen enthält das Einhorn-Pulver überhaupt kein Einhorn-Horn."

Das hörte sich sehr kompliziert an, fand ich. Und ich merkte auch Mama an, dass es ein schwieriges Thema für sie ist.

„Das ist nicht einfach mit der Ho-mö-o-pa-thie, es gibt Apotheken, die verkaufen die gar nicht mehr. Andererseits gibt es Ärzte, die diese Mittel einsetzen und auch Erfolg haben. Auch Doktor Hartmann hat schon diese Zuckerkügelchen verordnet: Zum Beispiel bei Verletzungen oder bei Warzen oder vor Impfungen. Flöckchen hat auch schon welche bekommen, als er mal humpelte. Bei Kindern und Tieren wirken sie manchmal richtig gut."

Ich sagte: „Also hat Theresia ein bisschen recht?"

Mama meinte: „Darüber gibt es unterschiedliche

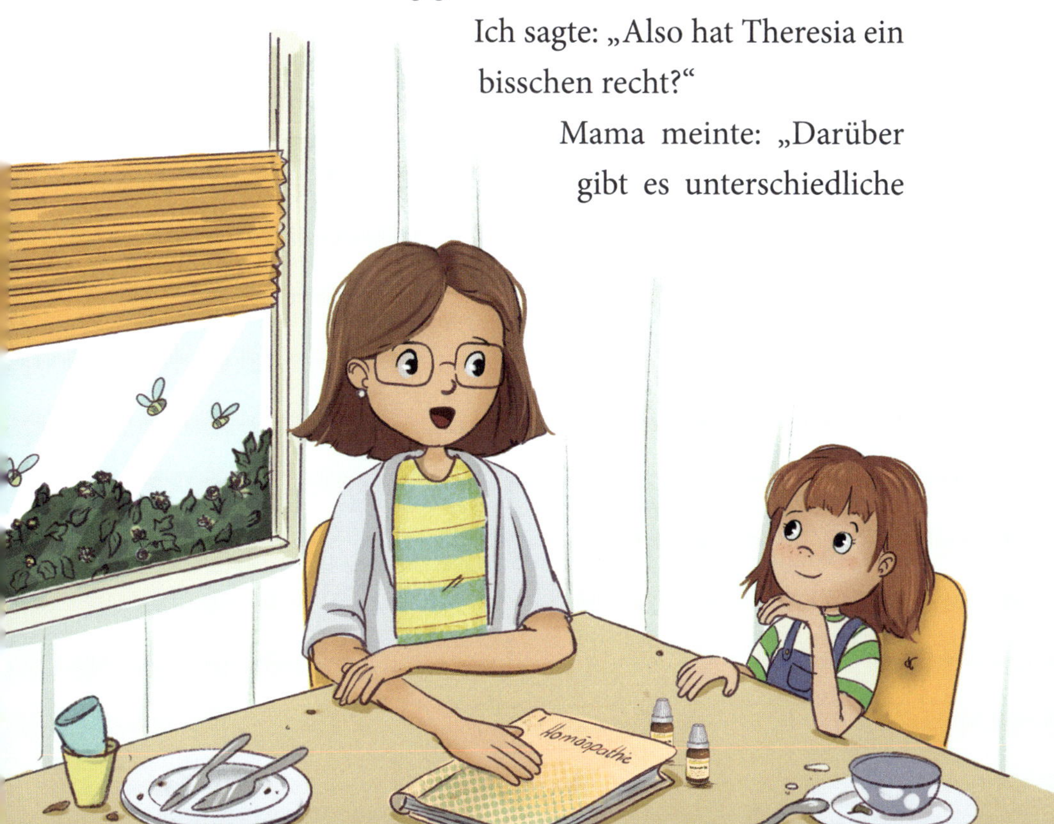

Meinungen. Aber sie weiß ja auch gar nicht, wovon sie spricht. Kein Mensch muss ho-mö-o-pa-thische Kügelchen einnehmen. Aber die, die sich was davon versprechen und damit auch gesünder werden, die sollen das doch auch tun dürfen. Da will ich sie nicht davon abhalten. Zum Gesundwerden braucht man manchmal auch andere Mittel."

Ich fand das alles sehr interessant – und war Theresia gar nicht mehr böse. Falls ich mal wieder krank würde, wollte ich die Ähnlichkeitskügelchen auch mal ausprobieren. Vielleicht im Sommer nach einem Bienenstich?

Plätzchen backen
oder: Die doppelte Verbrennung

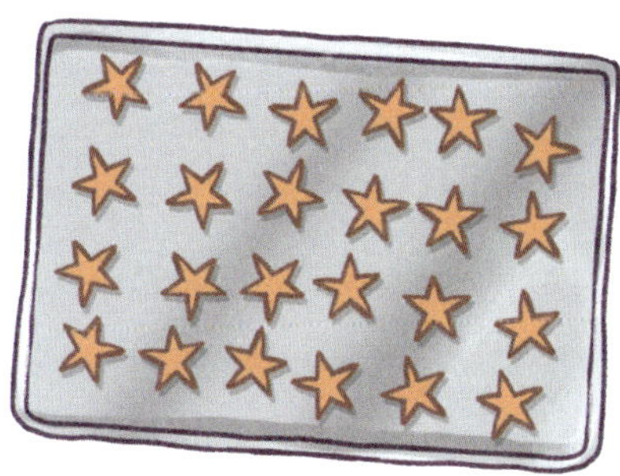

Ich war ärgerlich, eigentlich sogar sehr ärgerlich: Seit Tagen, wenn nicht schon seit Wochen. Weihnachten rückte immer näher und Mama hatte versprochen, dass wir zusammen Plätzchen backen. Aber immer kam etwas dazwischen. Erst hatte sie so viel in der Apotheke zu tun, weil die Menschen vor den Feiertagen alle nochmal Rezepte einlösen. Dann musste sie noch Bürokram machen für den Steuerberater wegen Jahresende. Dann musste sie sich um alle möglichen Geschenke kümmern. Das ist alles sehr wichtig, aber Plätzchen backen eben auch.

Als sie dann endlich mal Zeit hatte, oder wenigstens ein bisschen Zeit, da fehlte dann das Rezeptbuch. Opas Mama, also meine Urgroßmutter, hatte Plätzchenrezepte aufgeschrieben. Und nach diesen Rezepten wurden in der Einhorn-Apotheke seit hundert Jahren immer dieselben Plätzchen gebacken. Wichtig war, dass Gewürze verwendet wurden, die man in der Apotheke kaufen kann.

Als ich vorschlug, mal andere zu backen, meinte Mama: „Wir backen die, die wir immer schon gebacken haben. Das nennt man eben Tradition, Josie."

Die Plätzchen schmeckten immer lecker und waren auch besonders. Und die Tradition war mir dann eigentlich auch egal, ich wollte nur endlich mal backen.

Die Stimmung in der Küche war also nicht so wirklich gut und Mama wirkte gestresst. Irgendwann war das Rezeptbuch wieder aufgetaucht und ich hatte mir zwei Sorten aussuchen dürfen. Für mehr war einfach keine Zeit. Ich entschied mich für Zimttaler und Vanille-Kardamom-Sterne. Zimt, Vanille und dieses Kardamom holte Mama schnell aus der Apotheke.

Die beiden Keksteige waren schnell hergestellt, so Knetteige halt. Nach einer kurzen Zeit im Kühlschrank machten wir aus dem einen Teig eine Rolle, aus der wir Taler schnitten. Den anderen Teig rollten wir aus und stachen Sterne aus. Die Taler wurden dann noch mit Eiweiß bestrichen und in eine Zucker-Zimt-Mischung gedrückt. Und dann konnte auch schon alles in den Ofen, also nach und nach. Mama fing schon an aufzuräumen, sollte ja alles schnell gehen, wie gesagt.

Als nach zehn Minuten der Küchenwecker klingelte, sagte Mama: „Kannst du schon mal das Blech aus dem Ofen holen, Josie?"

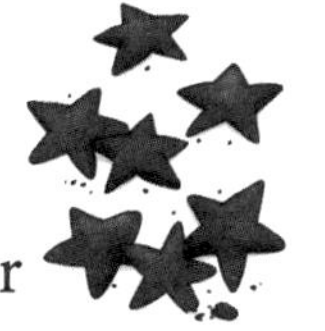

Ich nickte und holte die Topflappen. Nach dem Öffnen der Backofentür griff ich aber irgendwie nicht richtig und berührte mit der einen Hand das heiße Backblech. Und das tat gleich höllisch weh. Ich schrie: „Mama, aua, aua!"

Mama kam sofort, machte die Backofentür wieder zu und ging mit mir schnell nebenan ins Bad zum Waschbecken. Sie drehte den Wasserhahn auf und ließ mich die Hand unter den Wasserstrahl halten: „Das Wasser darf nicht zu kalt sein! Ist es handwarm, Josie?"

Ich nickte. Mama holte einen Stuhl und dann sollte ich zehn Minuten die Hand unter das fließende Wasser halten.

„Bloß kein Kühlpack wie bei Prellungen", sagte sie. „Da wäre der Temperaturunterschied viel zu groß."

Mama ging erstmal Salbe holen, die sie danach auf meine Hand streichen wollte.

Dann hörte ich Jo in der Küche sagen: „Kann ich schon probieren? Riecht ja schon gut! Vielleicht schon etwas verbrannt?", einen Augenblick später – etwas lauter: „Die Plätzchen sind ja fast schwarz!" und dann richtig laut – er schrie fast: „Mama, Josie, wo seid ihr denn?".

Ich rief: „Ich bin im Bad, komm mal!!"

Als Jo ins Bad stürmte, sah er, wie ich meine Hand unter das laufende Wasser hielt.

„Was ist denn passiert?", fragte er entsetzt.

Ich erklärte ihm schnell, was passiert war.

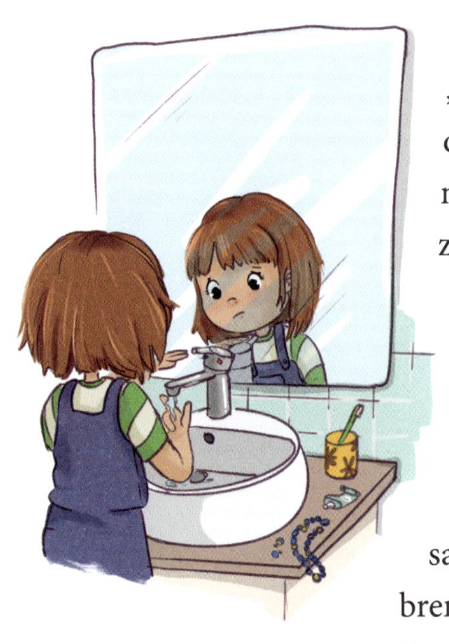

„Meinst du, ich soll die Plätzchen aus dem Ofen holen?“ fragt er. Ich nickte nur – die Stelle an meiner Hand tat ziemlich weh.

Mama kam zurück mit der Salbe. „Schau mal, kennst du die?“, fragte sie.

„Das ist doch die Mückenstich-sonnenbrandsalbe aus dem Urlaub“, sagte ich. „Und die hilft auch bei Verbrennungen?“

„Ja, wenn es nicht so schlimm ist, hilft die auch bei Verbrennungen.“

Mama schaute sich meine Hand an. „Ich glaube, du hast Glück gehabt. Du hast dich nicht zu schlimm verbrannt, sodass wir nicht ins Krankenhaus fahren müssen.“

Sie strich die Salbe aus der Tube auf meine Hand.

Als wir wieder in die Küche gingen fiel ihr Blick auf schwarze Sterne auf dem Backblech: „Oh nein, das ist ja schrecklich“, stöhnte sie. „Aber wir trinken jetzt erstmal einen Tee zusammen und essen ein paar gekaufte Kekse und atmen mal tief durch.“

Nach einer Stunde tat die Verbrennung schon fast nicht mehr weh. Ich hatte Glück gehabt, weil ich die Hand so schnell zurückgezogen hatte. Mama und Jo backten in aller Ruhe die

Plätzchen zu Ende und ich durfte nur zusehen – und natürlich probieren. In den nächsten Tagen heilte die Brandwunde langsam ab. Die Brandblase war nicht aufgegangen und hatte die Wunde geschützt. Jeden Tag rieb Mama eine Salbe auf die Stelle und deckte sie mit einem Pflaster ab – nicht mal eine Narbe blieb zurück.

Apothekennotdienst an Heiligabend

oder: Was ist ein Notfall?

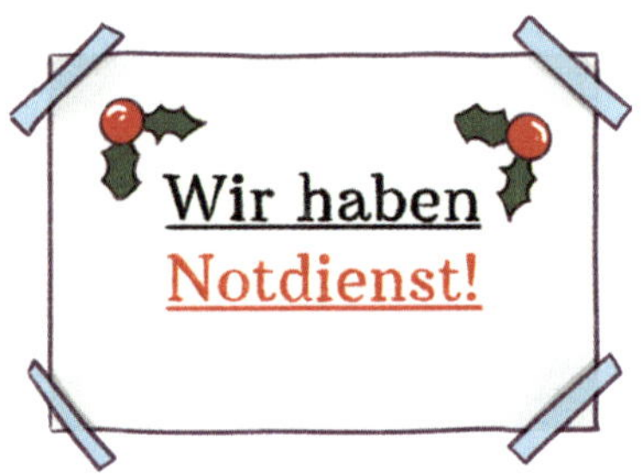

Eigentlich mag ich es, über einer Apotheke zu wohnen – eigentlich. Aber nicht an Heiligabend. Und vor allem nicht, weil in diesem Jahr Mamas Apotheke Notdienst hatte. Mama hätte sich beschweren können. Aber hatte sie nicht. „Die Leute sind doch alle zuhause und feiern Weihnachten", meinte sie. „Da werden schon nicht so viele kommen."

Opa kam, wie jedes Jahr an Weihnachten, und hatte versprochen, zu helfen.

Zunächst war alles auch ziemlich ruhig. Nachdem Mama die Apotheke mittags zugesperrt hatte, kam erstmal stundenlang keiner. Wir machten uns weihnachtsfein und tranken mit Opa Tee. Mama kümmerte sich in der Zeit darum, dass es nun langsam Weihnachten werden konnte. Ihr wisst schon: Die ganze Aktion im Wohnzimmer mit Baum schmücken, Geschenke darunter, Tisch decken. Was man halt so macht, wenn das Christkind kommt.

An Heiligabend machen wir das immer so, dass wir erst in die Kirche gehen, dann ist Bescherung und dann gibt es Abendessen. In die Kirche gingen wir mit Papa und Opa. Mama passte derweil auf die Apotheke auf. Als wir wieder nach Hause kamen, erzählte sie, dass sie zweimal ans Telefon musste. Ein Kunde war da gewesen, um Schmerztabletten gegen seine Rückenschmerzen zu kaufen.

Jetzt wurde es aber langsam ernst. Die Kerzen am Baum würden brennen und wir unsere Geschenke auspacken dürfen. Aber gerade als das Glöckchen im Wohnzimmer klingelte, drückte jemand auf die Apothekenklingel.

„Ich geh schon“, sagte Opa.

Wir gingen schon mal ins Wohnzimmer und bestaunten den schönen Baum – und warteten bis Opa wiederkam.

„Was wollte die denn?“, wollte ich wissen.

„Ein Schnupfenspray“, sagte Opa.

Ich wunderte mich: „Ich dachte, die Apotheke hat nur für Notfälle geöffnet?"

Mama meinte: „Ein Notfall ist eben relativ. Für den einen geht es um ein Medikament bei einer lebensgefährlichen Erkrankung. Für jemand anderen ist es ein Notfall, wenn er wegen einer verstopften Nase nicht richtig atmen kann."

Sie war noch nicht ganz fertig mit dem Satz, da klingelte wieder die Apothekenglocke. Diesmal ging Mama.

Wir warteten, machten das Radio an und hörten Weihnachtslieder. Es dauerte ewig, bis Mama wiederkam.

„Und?", fragte Jo, ziemlich genervt.

„Der Vater eines kleinen Kindes mit hohem Fieber kam aus dem Notdienst im Krankenhaus mit einem Rezept über ein Antibiotikum. Glücklicherweise war das auch vorrätig. Aber dann musste ich ja noch genau erklären, wie das gegeben wird."

„Okay", sagte Jo.

„Das verstehe ich", sagte ich, „ein wirklicher Notfall."

„So, aber jetzt lassen wir uns nicht stören", meinte Mama, aber da klingelte das Apothekentelefon. Jemand wollte wissen, ob Mama Notdienst hat. Hatte sie ja. Da wussten wir, dass der gleich da sein würde. Da brauchten wir also gar nicht erst anfangen mit der Bescherung. Der kam dann auch und kaufte Magentabletten. Langsam wurden Jo und ich sauer, oder eher traurig, weil das ja mit Heiligabend nicht viel zu tun hatte.

Opa machte dann einen Vorschlag: „Was haltet ihr denn davon, wenn wir Heiligabend einfach auf morgen verschieben. Eine Weihnachtsstimmung, wie wir sie uns wünschen, kommt so bestimmt nicht auf. Ich übernehme jetzt drei Stunden, in denen ihr mit Mama und Papa spielen könnt, und den Rest der Nacht ist eure Mama dran."

Wir mussten uns wohl damit abfinden, noch einen Tag länger auf unsere Geschenke zu warten. Aber glaubt mir: Wir hatten mit Mama und Papa einen wirklich schönen Abend. Wir spielten und aßen Würstchen mit Kartoffelsalat wie jeden anderen Heiligabend auch. Eine Portion brachten wir runter in die Apotheke zu Opa. Er brachte uns auf den neuesten Stand der Heiligabendnotfälle: Ein Kind brauchte Ohrentropfen gegen Ohrenschmerzen. Einer hatte vergessen, seine Medikamente vom Arzt aufschreiben zu lassen. Einer brauchte Allergietabletten – kann man allergisch reagieren auf Weihnachten?

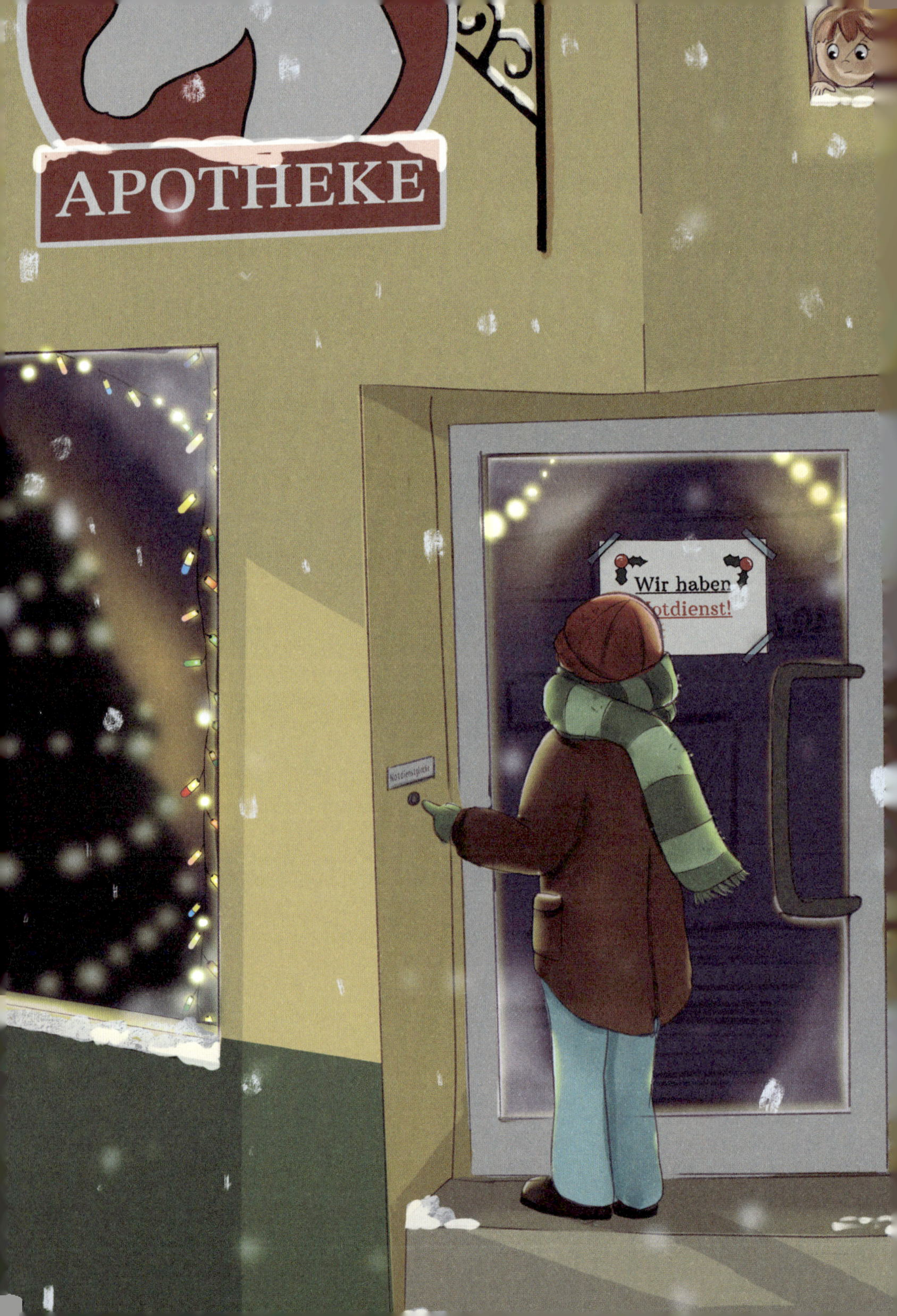

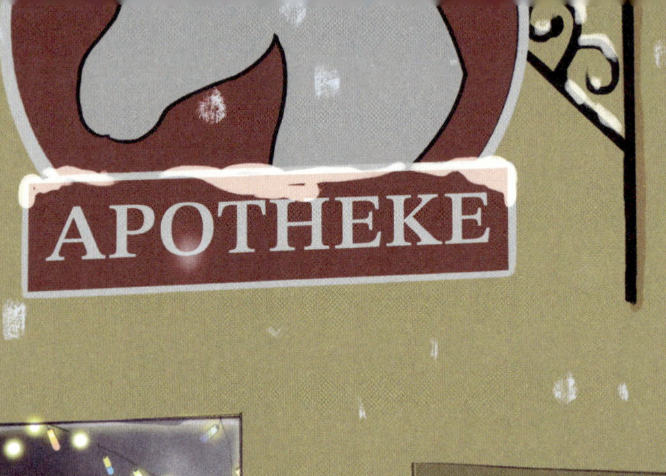
APOTHEKE
Wir haben

Eine Frau hatte nur angerufen, weil sie nicht wusste, wie sie ihre Tabletten einnehmen sollte. Was war ein Notfall?

Aber es war wirklich eigenartig: Heiligabend ohne Bescherung ging auch. Als Mama dann übernehmen musste, gingen wir ins Bett. Opa schlief oben im Gästezimmer und Mama hatte eine ganz ruhige Nacht in der Apotheke. Nur einmal sei einer gekommen mit Zahnschmerzen und hätte ein Schmerzmittel gekauft.

Bei uns begann Weihnachten dann am 25.12. um 9 Uhr. Ab dann war nämlich eine andere Apotheke dran, sich mit Notfällen zu befassen.

Gebt auf euch acht!

Das waren die Geschichten, die ich für euch aufgeschrieben habe. Ich hatte ja angekündigt, dass ständig etwas passiert. Und wir haben wirklich eine Menge erlebt!

Mit Krankheiten kenne ich mich jetzt noch ein bisschen besser aus: mit Halsschmerzen, Schnupfen, Schürfwunden, Prellungen, Mückenstichen, Sonnenbrand oder Brandwunden. Und ich weiß jetzt, wie schrecklich ein Husten sein kann. Und wie froh man ist, wenn man wieder gesund ist. Ach, und die Erste-Hilfe-Regeln kann ich im Schlaf aufsagen.

Ich hoffe, dass ich im nächsten Schuljahr den Sanitäterkurs machen darf. Den Anmeldezettel habe ich übrigens irgendwann wieder gefunden und gleich ausgefüllt. Ob der noch gilt? Ich passe jedenfalls auf.

Wo wir gerade beim Aufpassen sind: Ich weiß jetzt, dass ich manchmal ein bisschen vorsichtiger sein muss: Ich sage nur Schneemannfoto oder Fahrradsturz oder Plätzchen backen. Aber das gilt ja für jeden!

Zum Thema Sonnenbrand: Papa weiß jetzt auch, dass im Sommer Sonnencreme unbedingt sein muss (nicht nur am Strand) – das passiert ihm bestimmt nicht nochmal.

Ist euch im Übrigen schon aufgefallen, dass all die vernünftigen Wörter mit „vor“ anfangen? So wie Vor-sicht, Vor-beugung, Vor-satz, Vor-sorge …

Aber häufig kann man einfach nichts machen, da passieren halt so blöde Sachen wie, dass sich Läuse auf einen Kopf verirren – oder Prellungen beim Fußball oder eine Magen-Darm-Attacke. Opa sagt oft: „Leben ist immer lebensgefährlich“, obwohl das ja vielleicht ein bisschen übertrieben ist.

Aber wie auch immer – wenn dann etwas Schlimmes oder Mittelschlimmes oder auch Garnichtsoschlimmes passiert, dann ist es gut, wenn man jemanden fragen kann. Mama oder Papa zum Beispiel. Oder wenn die auch nicht weiterwissen, einen Arzt wie unseren Doktor Hartmann. Und der hilft dann, wieder gesund zu werden. Manchmal auch mit Arzneimitteln. Dafür gibt’s ja Apotheken.

Ein bisschen vernünftig muss man dann trotzdem selber sein. Denn man kann beim Gesundwerden mithelfen. Und auch beim Garnichterstkrankwerden. Ich sage nur: frische Luft, nicht so viel Fernsehen, nicht so viel Süßes, möglichst viel bewegen …. Na, ihr wisst schon – gebt auf euch acht!

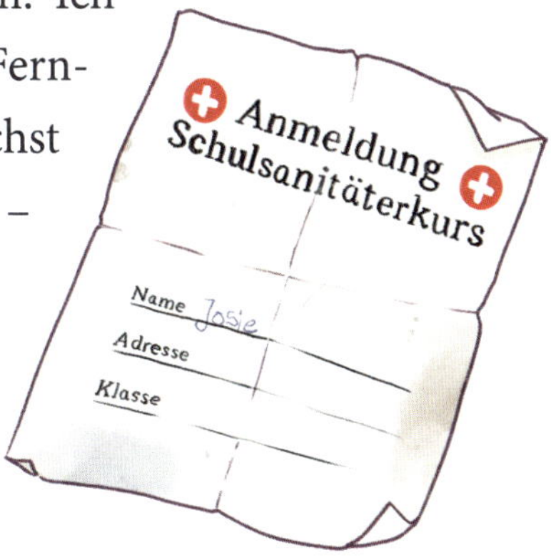

Die Autorin

Dr. Annette Diekmann-Müller

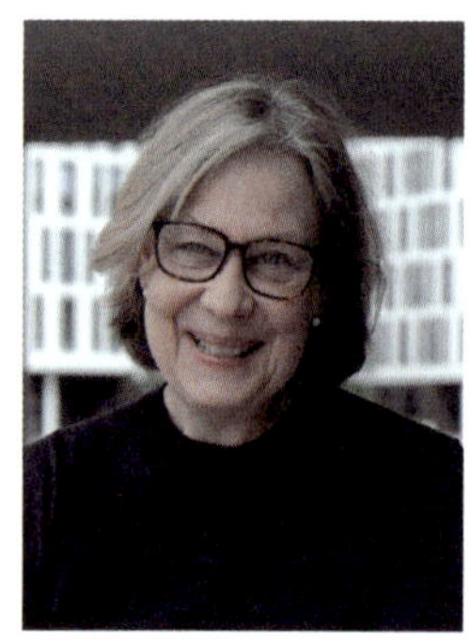

Dr. Annette Diekmann-Müller ist Apothekerin – und schreibt Bücher. Das Schreiben hat sich irgendwie ergeben. Waren es bisher Bücher über Pflanzen und Gärten sowie Apotheken-Fachliches, so ist „Josie gibt auf sich acht“ ihr erstes Kinderbuch (und bestimmt nicht ihr letztes). Die Arbeit in der Apotheke hat sich nicht ergeben – das war schon geplant: schließlich galt es, ein schwieriges Studium zu überstehen. Wenn sie nicht schreibt oder Zeit mit ihrer Familie – zwei erwachsene Kinder mit Partnern, zwei Enkelkinder – verbringt (neben all dem Anderen, was ein Leben ausmacht), dann steht sie in einer Apotheke und leistet immer wieder mit Freude ihren Beitrag, kleine und große Leute gesund zu machen oder zu helfen, dass sie gesund bleiben.

Die Illustratorin

Anna Lukossek

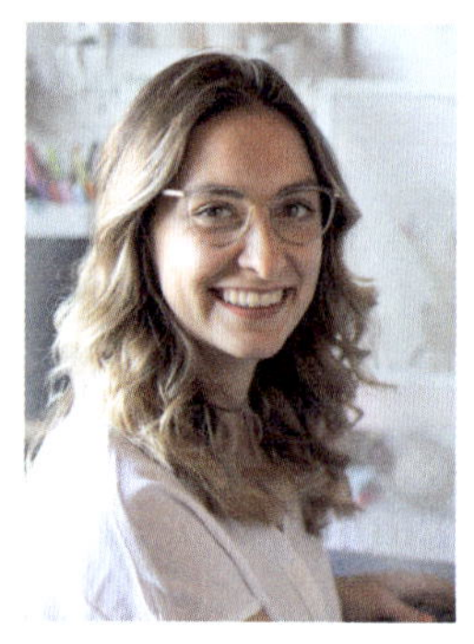

Anna Lukossek wurde im Jahr 1998 geboren und lebt heute in Obrigheim. Schon als Kind liebte sie es, zu zeichnen und ihrer Fantasie freien Lauf zu lassen. Ihre Oma weckte früh ihre kreative Ader und Leidenschaft für's Malen. Inspiriert von der Natur und den Geschichten, die sie las, begann sie, bunte Welten und liebenswerte Charaktere zu erschaffen. Ihre Illustrationen sind voller Leben, Freude und Charme und bereichern viele Kinderbücher. Wenn sie nicht zeichnet, verbringt Anna gerne Zeit mit ihrer Familie und ihren Haustieren oder ist einfach draußen in der Natur. Sie hofft, dass ihre Bilder Kinder dazu inspirieren, ihrer eigenen Kreativität zu folgen und die Welt mit neugierigen Augen zu sehen.

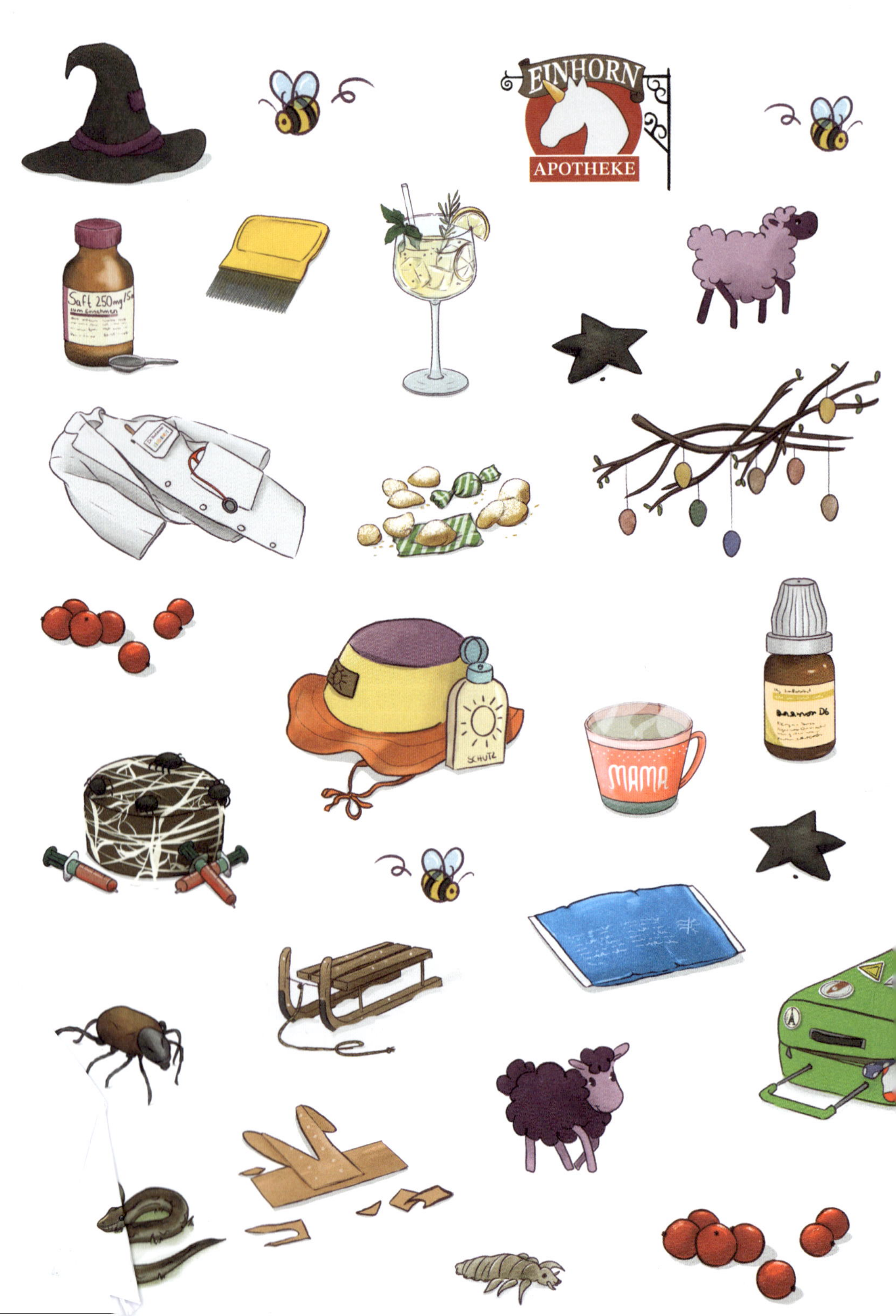
EINHORN
APOTHEKE
Saft 250mg/5
zum Einnehmen
MAMA
SCHUTZ